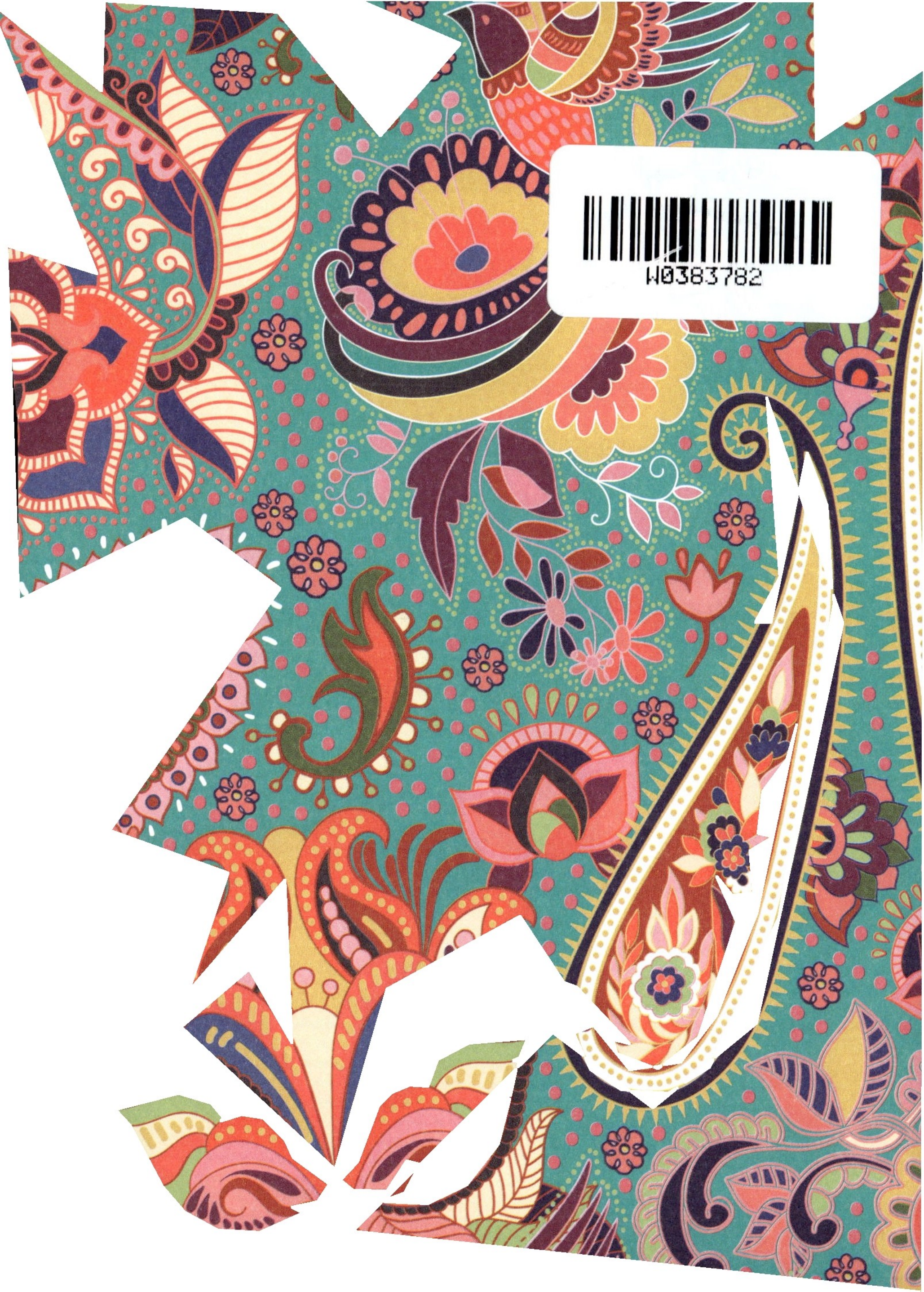

MOMENTE DES GLÜCKS MIT
YOGA

Die Autorin

Inga Scheidt arbeitet als Mediatorin und Beraterin. Wie viele Menschen träumt sie davon, einen großen Roman zu schreiben, der alle Fragen an das Leben beantwortet. Bis es soweit ist, bereitet es ihr fast genauso viel Freude, ihr Wissen über Achtsamkeit und Yoga an ihre Leser weiterzugeben. Als berufstätige Mutter weiß sie, wie schwierig der Spagat zwischen Arbeit und Familienleben oft sein kann, vor allem, wenn man ab und zu auch ein wenig Zeit ganz für sich alleine braucht. Sie lebt mit ihrer Familie in Köln.

Wichtiger Hinweis

Dieses Buch wurde nach aktuellem Wissensstand sorgfältig erarbeitet. Dennoch erfolgen alle Angaben ohne Gewähr. Verlag und Autorin haften nicht für eventuelle Nachteile oder Schäden, die aus den im Buch beschriebenen Übungen oder den im Buch gegebenen Hinweisen resultieren.

Die in diesem Buch enthaltenen Ratschläge und Körperübungen ersetzen nicht die Untersuchung und Betreuung durch einen Arzt bzw. Psychologen. Vor Durchführung der Körperübungen sollte ein Arzt konsultiert werden, wenn Sie an gesundheitlichen Beschwerden leiden, regelmäßig Medikamente zu sich nehmen oder schwanger sind.

MOMENTE DES GLÜCKS MIT

YOGA

7 MINUTEN ACHTSAMKEIT

Liebe Leserin, lieber Leser

Täglich Yoga zu praktizieren erhält nicht nur unsere Beweglichkeit und stärkt unsere Gesundheit, es schenkt uns auch Zeit, die wir mit uns allein verbringen können. Ohne Einflüsse von außen, ohne Pläne und Verpflichtungen. Eigentlich wünscht sich doch jeder ein paar Momente am Tag nur für sich selbst. Um dann wieder gestärkt ins Leben zu gehen mit offenen Augen für die Umwelt und offenem Herzen für die Belange der Mitmenschen.

Was Yoga ausmacht ist der Wechsel zwischen Anspannung und Entspannung. Von manchen Übungen werden Sie sich ziemlich gefordert fühlen, Sie werden aber auch spüren, wie gut es tut, danach loszulassen und die Entspannung zu genießen.

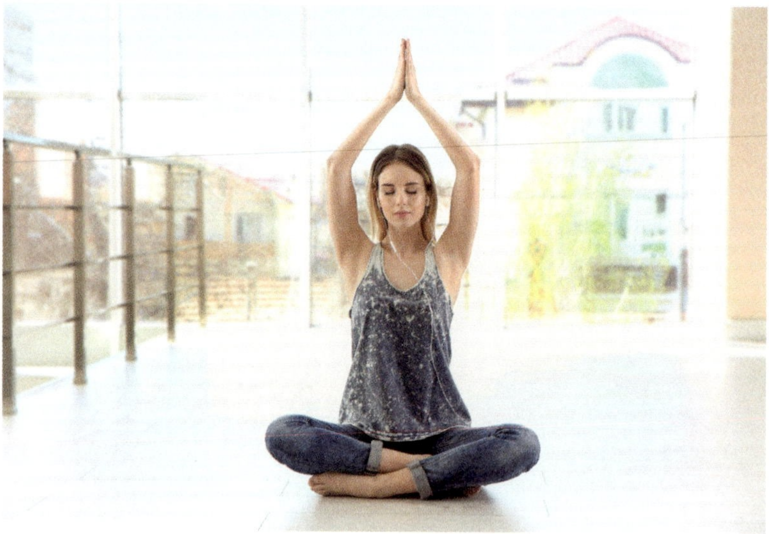

Glückszahl 7

Für alle, die sich wünschen, mit der Yoga-Praxis zu beginnen, aber nicht so recht wissen wie, ist dieses Buch gedacht. Die Idee ist, dass Sie sich Tag für Tag eine neue Übung aussuchen, ausprobieren und praktizieren. Vielleicht kommen Ihnen manche Übungen so entgegen, dass Sie sie mehrere Tage hintereinander üben möchten. Oder Sie wählen jeden Tag eine neue, um herauszufinden, welche Ihnen am meisten liegt.

Wir möchten Sie einladen, sich bei diesem Plan auf die Zahl 7 zu verlassen. Der Vorsatz zur regelmäßigen Praxis ist schnell gefasst, die Umsetzung ist im Alltag manchmal schwerer als gedacht. Der Tag geht vielleicht hektischer los als geplant, oder er dauert länger. Man ist müde und glaubt, sich bei einem Telefonat, einem Gläschen Wein oder bei der Lieblingsserie besser entspannen zu können als bei ein paar Yoga-Übungen.

Sieben Minuten aber sind gerade lang genug für ein Treffen mit sich selbst und ein paar wohltuende Übungen. Und gleichzeitig sind sie kurz genug, um sich nicht herausreden zu können, es sei zu viel zu tun. Machen Sie darum die Sieben zu Ihrer Glückszahl und zum Motto Ihres Einstiegs in die Yoga-Praxis. Versuchen Sie dabei, keine Ausnahmen zuzulassen.

Der Rahmen

Sie sollten ein paar Vorbereitungen treffen, bevor Sie Ihr Sieben-Minuten-Programm starten:

- Wann sollen Ihre sieben Minuten für sich selbst stattfinden? Manchen ist der frühe Morgen die liebste Zeit, andere nehmen sich die Zeit lieber vor dem Schlafengehen.
- Bestimmen Sie einen Raum, in dem Sie ungestört sind.
- Unterrichten Sie die Familie, Partner, Mitbewohner davon und auch darüber, wann Sie ungestört sein möchten. Bitten Sie um Verständnis.

- Am besten befindet sich an dem Platz, an dem Sie üben, eine Uhr, auf der Sie die sieben Minuten schon voreingestellt haben. Stellen Sie sich diese Uhr so ein, dass Sie mit einem Handgriff starten können.
- Vielleicht reichen Ihnen auf Dauer die sieben Minuten nicht, dann können Sie die Zeit nach Belieben ausdehnen. Weniger Zeit sollte es allerdings nicht werden.

Der Ablauf

Die Übung sollte regelmäßig stattfinden und dabei möglichst immer dem gleichen Ablauf folgen:

- Bevor Sie beginnen, schließen Sie im Stehen, Sitzen oder Liegen eine Weile die Augen und konzentrieren sich auf Ihren Atem.
- Dann praktizieren Sie eine von Ihnen gewählte Übung nach Wahl. Entweder nehmen Sie für die Zeit eine bestimmte Haltung ein (wie den Lotossitz oder die Rückenlage), oder machen Sie einige Wiederholungen wie in den Anleitungen beschrieben.
- Beim Yoga ist es, wie bei Achtsamkeitsübungen auch, von besonderer Bedeutung, die Konzentration auf das zu richten, was man tut. Wenn Sie feststellen, dass Sie zerstreut sind oder die Übungen mühsam finden, nehmen Sie dies ohne Beurteilung zur Kenntnis. Sammeln Sie sich einfach und machen Sie weiter.
- Auch nach Abschluss der Übung halten Sie noch eine Weile inne, bevor Sie Ihre Praxis für diesen Tag beenden und sich wieder Ihren Tätigkeiten und Verpflichtungen zuwenden.

Yoga ist überall

Regelmäßige Yogapraxis wirkt sich vielfältig aus: Der Lohn sind Gelassenheit, die Fähigkeit, Glück in den kleinen Dingen zu entdecken, klarere Gedanken. Und wenn man genau hinschaut, haben alle Übungen etwas mit dem Leben zu tun. Darum möchten wir Ihnen außer den Yoga-Übungen

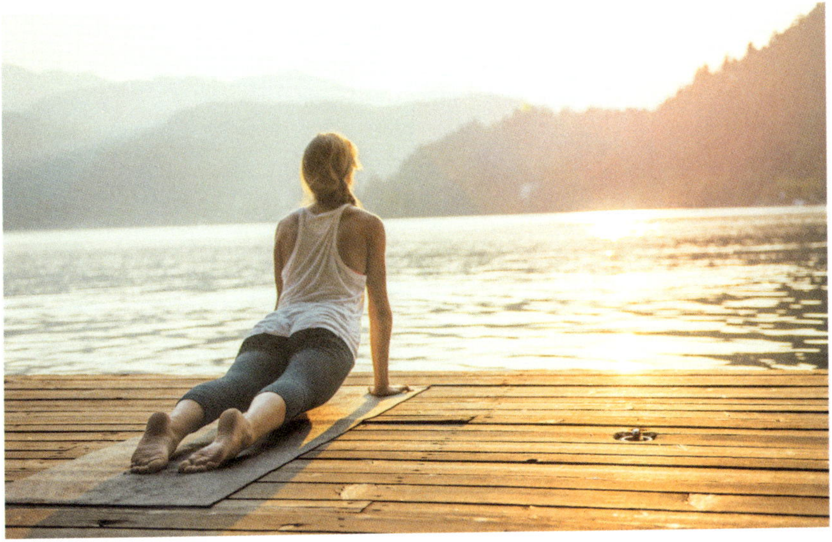

einige Anregungen geben, die wohltuende Praxis einer Haltung auch auf das Leben zu übertragen.

Wir laden Sie also ein, sich mit Yoga bekannt zu machen und sich dabei auf eine Reise zu sich selbst zu begeben. Lernen Sie sich und Yoga kennen. Werden Sie zum Helden, zur Katze, rollen Sie sich zu einem Blatt zusammen und streben Sie der Sonne entgegen. Nehmen Sie alles Gute aus Ihren sieben Minuten mit in Ihren Alltag und in Ihr Leben.

Wir wünschen Ihnen viele gute Momente zwischen Anspannung und Entspannung!

BEQUEMER LOTOSSITZ

Der Lotossitz hat eine beruhigende und ausgleichende Wirkung auf den Geist. Er kann die Herzfrequenz senken, und er verlangsamt den Fluss der Gedanken. Wir üben hier nur die einfache Version. Auch in dieser Form symbolisiert diese Haltung die Verwurzelung unserer Basis, aus der wir Sicherheit und Halt beziehen.

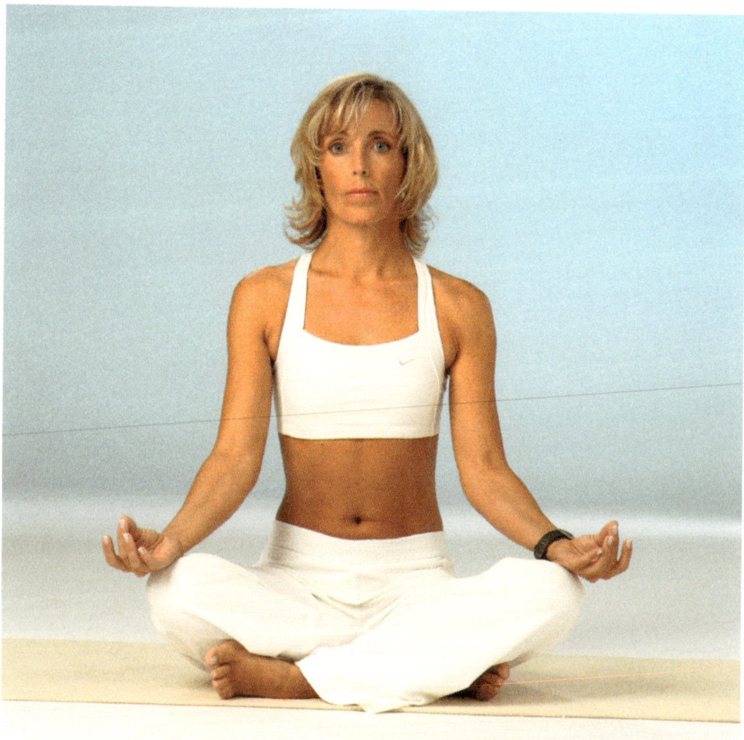

SO GEHT ES:

- Nehmen Sie auf dem Boden Platz. Als Sitzunterlage dient ein Yogakissen, und wenn notwendig darunter eine weiche Matte.
- Schlagen Sie die Beine ein und richten Sie sich auf. Stellen Sie sich vor, dass Sie am Hinterkopf sanft nach oben gezogen werden.
- Wichtig ist, dass die Schultern entspannt sind. Um das zu überprüfen, können Sie sie einmal ganz weit nach oben ziehen und dann vorsichtig fallen lassen.
- Die Hände liegen auf den Knien, Mittelfinger und Daumen berühren einander sanft. Die Lippen liegen aufeinander, die Zähne jedoch nicht.
- Schließen Sie die Augen und konzentrieren Sie sich auf die Atmung.

WIE OFT?

Wenn Sie sich für diese Haltung entscheiden, bleiben Sie einfach sieben Minuten sitzen. Oder länger, wenn Sie möchten.

WORAUF MUSS ICH ACHTEN?

Achten Sie darauf, dass Sie Ihre Knie nicht überfordern. Eingeschlafene Füße gehören in der Anfangsphase dazu, lassen Sie sich davon nicht irritieren.

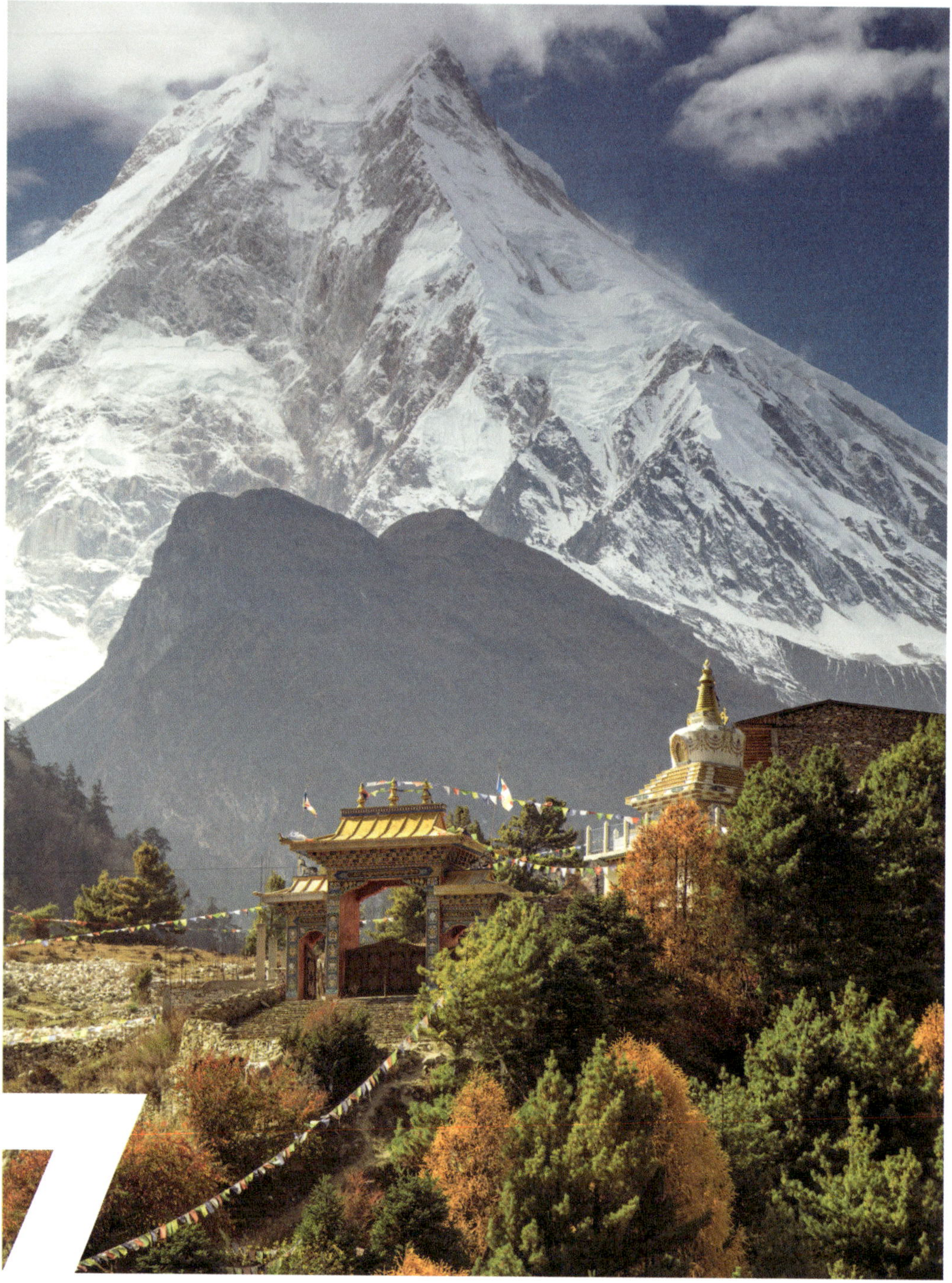
7

Sich niederlassen, um zu sitzen

Sich im Lotossitz entspannt niederzulassen, scheint erst einmal eine einfache Übung zu sein. Wer sich auf sie einlässt, wird feststellen, dass das stille Sitzen dem sonst stets agierenden und funktionierenden Arbeitsmenschen ziemlich viel abverlangt.

Dabei sind es nicht die Knie, die vielleicht schmerzen, oder die Schwierigkeit, in dieser Haltung den Rücken aufrecht zu halten und dabei den Kopf nicht in den Nacken zu legen. Vielmehr ist es die Herausforderung, sich der Ruhe hinzugeben, ohne sich anderweitig abzulenken. Es ist eben ein Unterschied, ob man sich aufs Sofa legt oder zum Meditieren hinsetzt. Das ist die grundlegende Idee der Achtsamkeit.

Der Effekt der Übung ist allerdings die Mühe wert. Sie werden feststellen, dass man den ruhigen Sitz, die Haltung des aufmerksamen Nichtdenkens, auf den Alltag übertragen kann. Vielleicht erinnern Sie sich an diese Haltung, wenn der Stress im Büro überhandnimmt, oder wenn Sie zwar sitzen, aber bereit sind, jeden Moment wieder aufzuspringen, um etwas zu erledigen. Sich niederlassen, um wirklich zu sitzen – das ist die Übung, die Sie besonders mit dem Lotossitz erproben können.

RÜCKENLAGE

Auch auf dem Rücken zu liegen ist eine Haltung des Yoga. In ihr ruht man sich von anstrengenden Übungen aus, spürt deren Wirkung nach und entspannt am Ende einer Yoga-Stunde.

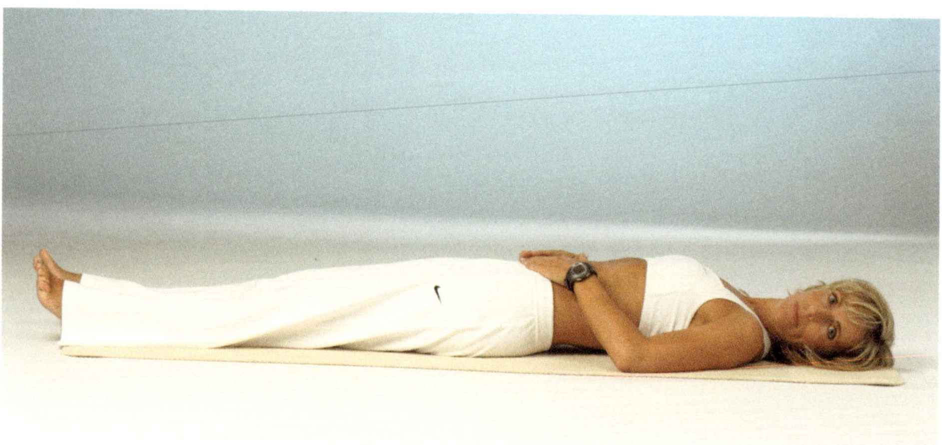

SO GEHT ES:

- Sie liegen ausgestreckt auf dem Boden.
- Die Hände liegen auf dem Bauch, sodass Sie Ihre Atmung gut spüren können.
- Überprüfen Sie mit leichten Nick- und Kopfschüttel-Bewegungen, ob der Nacken entspannt daliegt.
- Die Lippen sind geschlossen, die Zähne allerdings nicht. So vermeiden Sie, dass sich der Unterkiefer verkrampft.
- Die Beine sind lang ausgestreckt, die Füße liegen etwa schulterbreit auseinander. Die Zehenspitzen fallen nach außen.
- In dieser Haltung ist es leicht, tief und entspannt in den Bauch zu atmen.

WIE OFT?

So oft Sie mögen und sich wohlfühlen. Wenn Ihnen sieben Minuten zu kurz sind, können Sie natürlich verlängern.

WORAUF MUSS ICH ACHTEN?

Diese Übung ist zwar sehr entspannend und unter einer wärmenden Decke auch sehr gemütlich. Dennoch ist sie nicht zum Einschlafen gedacht. Bleiben Sie bei wachsender Entspannung immer aufmerksam. Wenn Sie merken, dass Sie wegdösen, holen Sie sich sanft in den Wachzustand zurück.

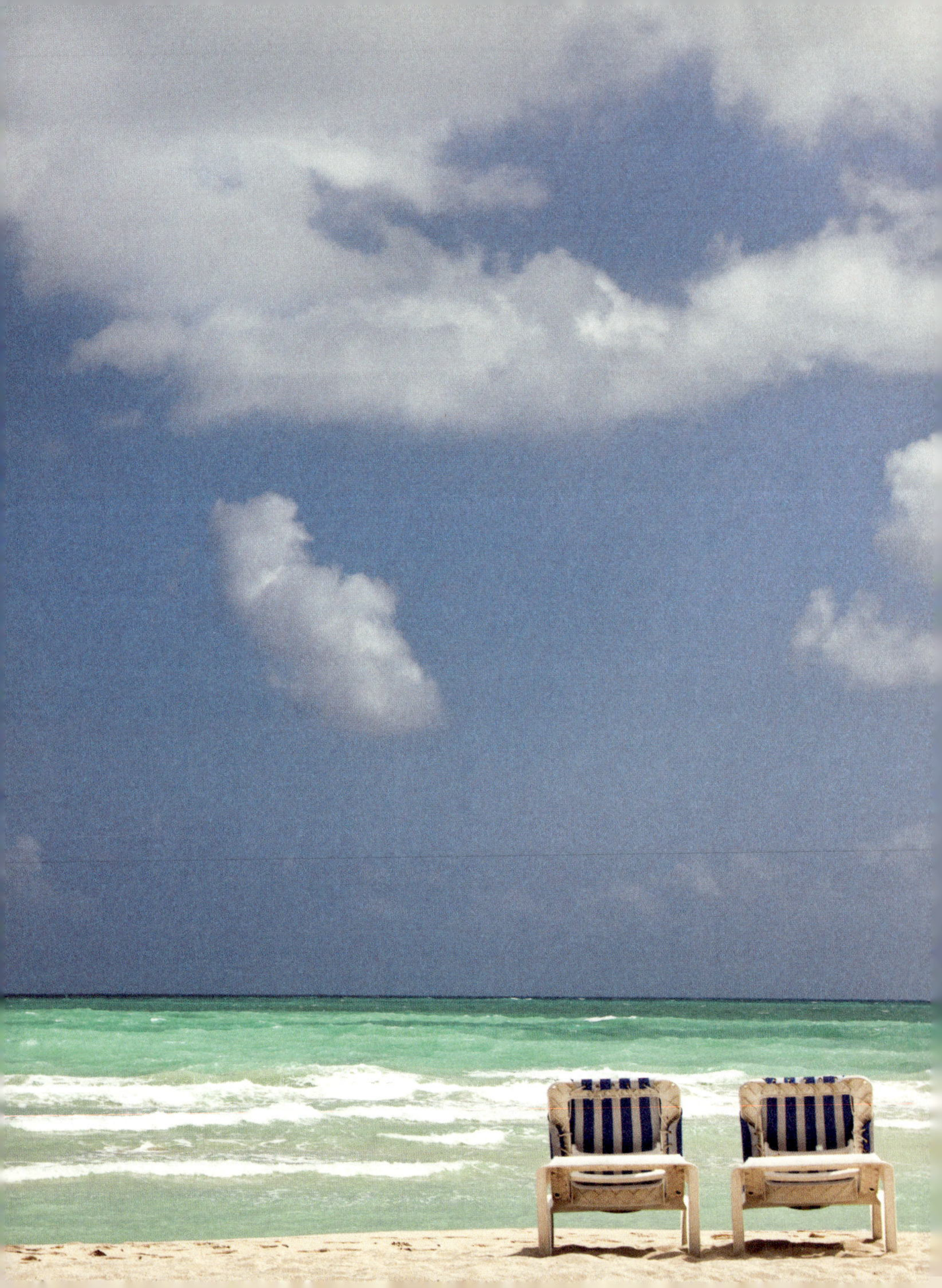

SICH RUHE GÖNNEN

Gerade wenn man sich nach einer unruhigen Nacht oder einem geschäftigen Tag in die liegende Position (die man auch die „Totenhaltung" nennt) begibt, ist es eine Herausforderung, dabei nicht einzudösen.

Die Besonderheit dieser Übung liegt nämlich genau darin, den Körper in maximale Entspannung zu bringen, den Geist dabei aber wach zu halten. Das bedeutet nicht, dass man angestrengt über alles Mögliche nachdenkt, was man nach dem Liegen zu erledigen hat. Der Geist beobachtet den Körper vielmehr bei der Ruhe. Wenn es gelingt, sich in diesen Zustand zu versetzen, bekommt das Ruhen eine neue Qualität.

Das können Sie auch zur Achtsamkeitsübung im Alltag machen: Ruhen Sie, wenn Sie ruhen. Lenken Sie sich nicht ab durch fernsehen, essen oder lesen. Genießen Sie die Tatsache, dass Sie liegen und ruhen dürfen, den Gedanken nachhängen, sich der Entspannung bewusst sind. Sie werden feststellen, dass beim bewussten Ausruhen die Rückkehr in den aktiven Zustand ganz natürlich ist und Sie mit neuer Kraft wieder ans Werk gehen.

BAUCHLAGE

Auch auf dem Bauch lässt sich Entspannung gut üben. Der Geist lädt sich dabei mit neuer Energie auf, das vegetative Nervensystem kommt zur Ruhe. Diese Position ist vielen von uns nur noch aus Kindertagen oder als Einschlafhaltung bekannt. Darum sollten Sie sie von Zeit zu Zeit wieder einmal einnehmen.

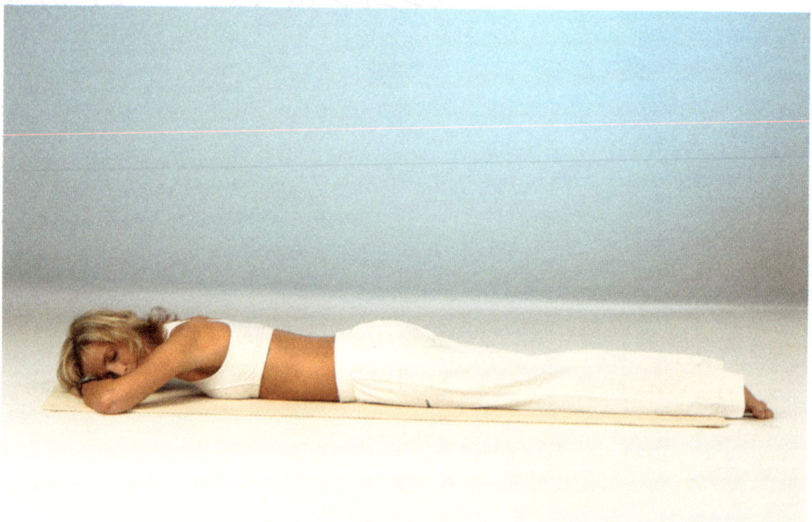

SO GEHT ES:

- Sie liegen auf dem Bauch, die Arme nah neben dem Körper. Wer mag, kann sich ein eingerolltes Handtuch unter die Sprunggelenke legen.
- Dann legen Sie die Hände unter der Stirn übereinander und legen die Stirn darauf ab. Wem es angenehmer ist, den Kopf seitlich abzulegen, kann dies tun. Dann sollten Sie nach einer Weile die Seite wechseln und den Kopf zur anderen Seite drehen.
- Atmen Sie auch in dieser Haltung tief und entspannt in den Bauch.

WIE OFT?

Bleiben Sie in dieser Haltung, solange Sie sich wohlfühlen. Zum Abschluss können Sie kurz im „Eingerollten Blatt“ (siehe die folgende Übung) bleiben, um den Rücken zu entlasten.

WORAUF MUSS ICH ACHTEN?

Einschränkungen gibt es bei dieser Übung nicht, und auch die Gefahr einzudösen ist weniger gegeben als in der Rückenlage.

Eingerolltes Blatt

Hierbei handelt es sich um eine Übung, die sich ganz ohne Anstrengung wohltuend auf Körper und Seele auswirkt. Sie dehnt und entspannt die Nackenmuskeln. Die Position wird auch „Kind-Stellung" genannt. Sie dient dem Rückzug, wenn die äußeren Einflüsse zu viel werden.

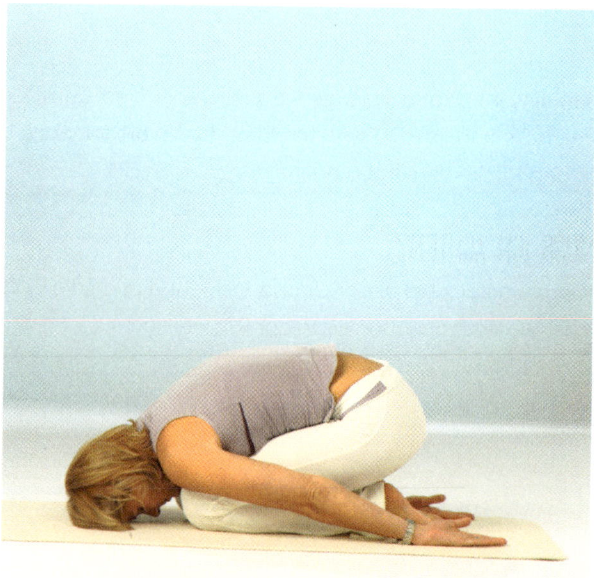

SO GEHT ES:

- Sie beginnen in der Knieposition. Von hier aus neigen Sie Ihren Oberkörper nach vorn, bis Sie die Stirn auf dem Boden ablegen können.
- Die Arme legen Sie mit geöffneten Handflächen, die nach oben zeigen, nach hinten.
- Bleiben Sie in der Position solange Sie möchten und atmen Sie tief und entspannt.

WIE OFT?

Nehmen Sie sich die komplette Zeit, die Ihnen zur Verfügung steht. Die Übung ist gut geeignet als Abschluss anderer Übungen, die Ihnen mehr Anstrengung abverlangen.

WORAUF MUSS ICH ACHTEN?

Wenn Fersen oder Knie schmerzen, sollten Sie vorsichtig sein. Üben Sie in diesem Fall zwischendurch die „Katze" und probieren die Haltung danach noch einmal.

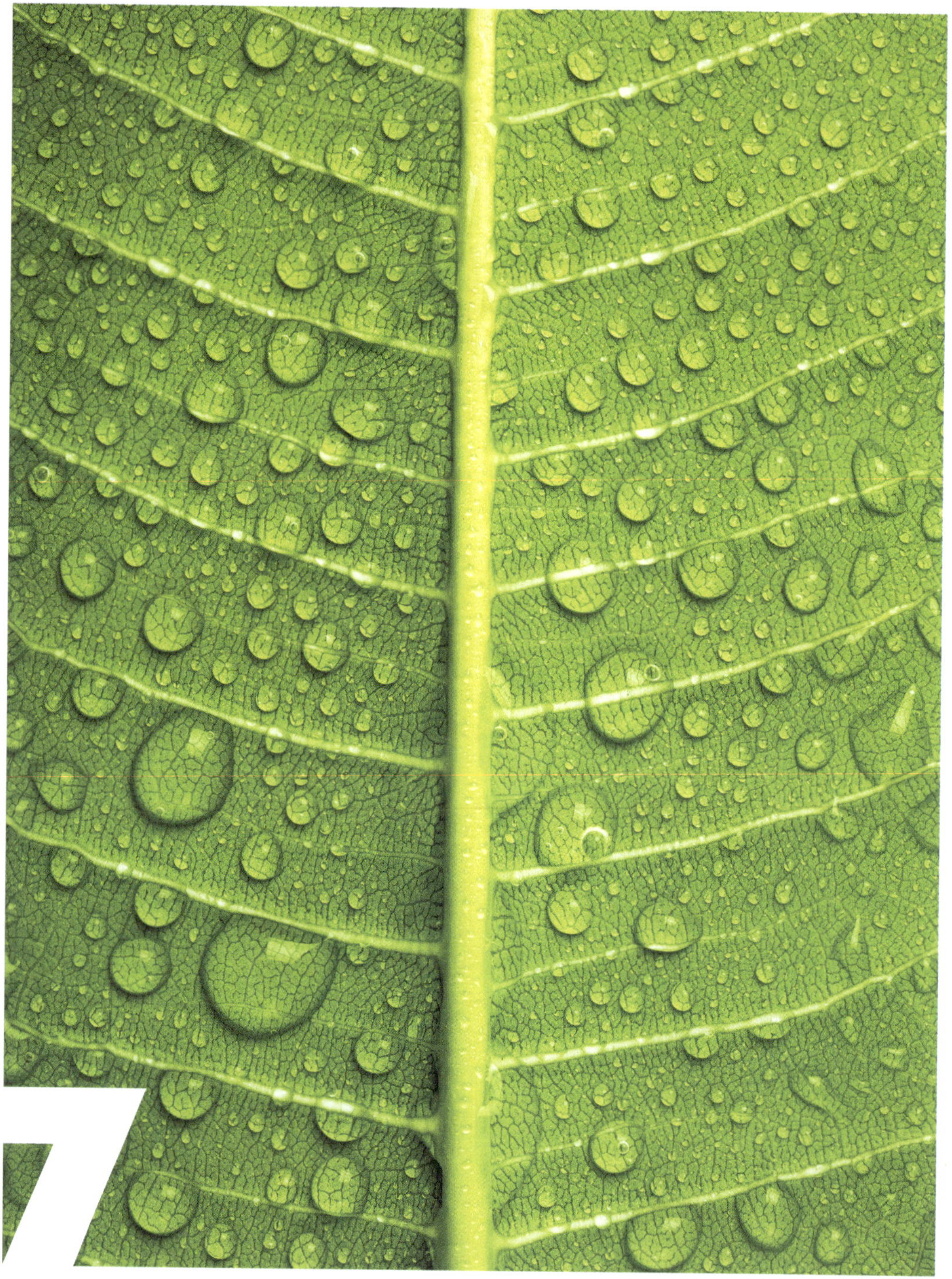

7

SCHUTZ VOR STRESS UND ÜBERFORDERUNG

Das „eingerollte Blatt" ist eine Übung, die in Yoga-Kursen denjenigen Teilnehmern angeboten wird, denen eine Übungsabfolge zu anstrengend wird, oder die die Übung schon beendet haben. Es vermittelt ein schönes Bild der Ruhe und Erholung, aber auch des Selbstschutzes vor zu vielen Eindrücken von außen.

So wie das eingerollte Blatt Wind und Regen trotzt, indem es die Ränder einrollt und sich zum Schutz ganz klein macht, so können Sie mit dieser Übung auch die Möglichkeit erproben, sich in sich zurückzuziehen und abzuschotten vor Stress und Überforderung.

Probieren Sie die Haltung auch im übertragenen Sinne, indem Sie sich kleine Inseln der Achtsamkeit einräumen: Richten Sie kleine Pausen ein, sagen Sie überflüssige, vielleicht sogar unangenehme Verabredungen ab anstatt sie widerwillig wahrzunehmen und setzen Sie sich nicht zu vielen unnötigen Eindrücken von außen aus. Den besonders schönen und interessanten Dingen des Lebens werden Sie sich bald wieder widmen. Sich einzurollen zum Schutz bedeutet auch, sich bei passender Gelegenheit wieder zu entfalten.

ES GIBT KEINEN WEG
ZUM GLÜCK.
GLÜCKLICHSEIN
IST DER WEG.

Buddha (563–483 v. Chr.)

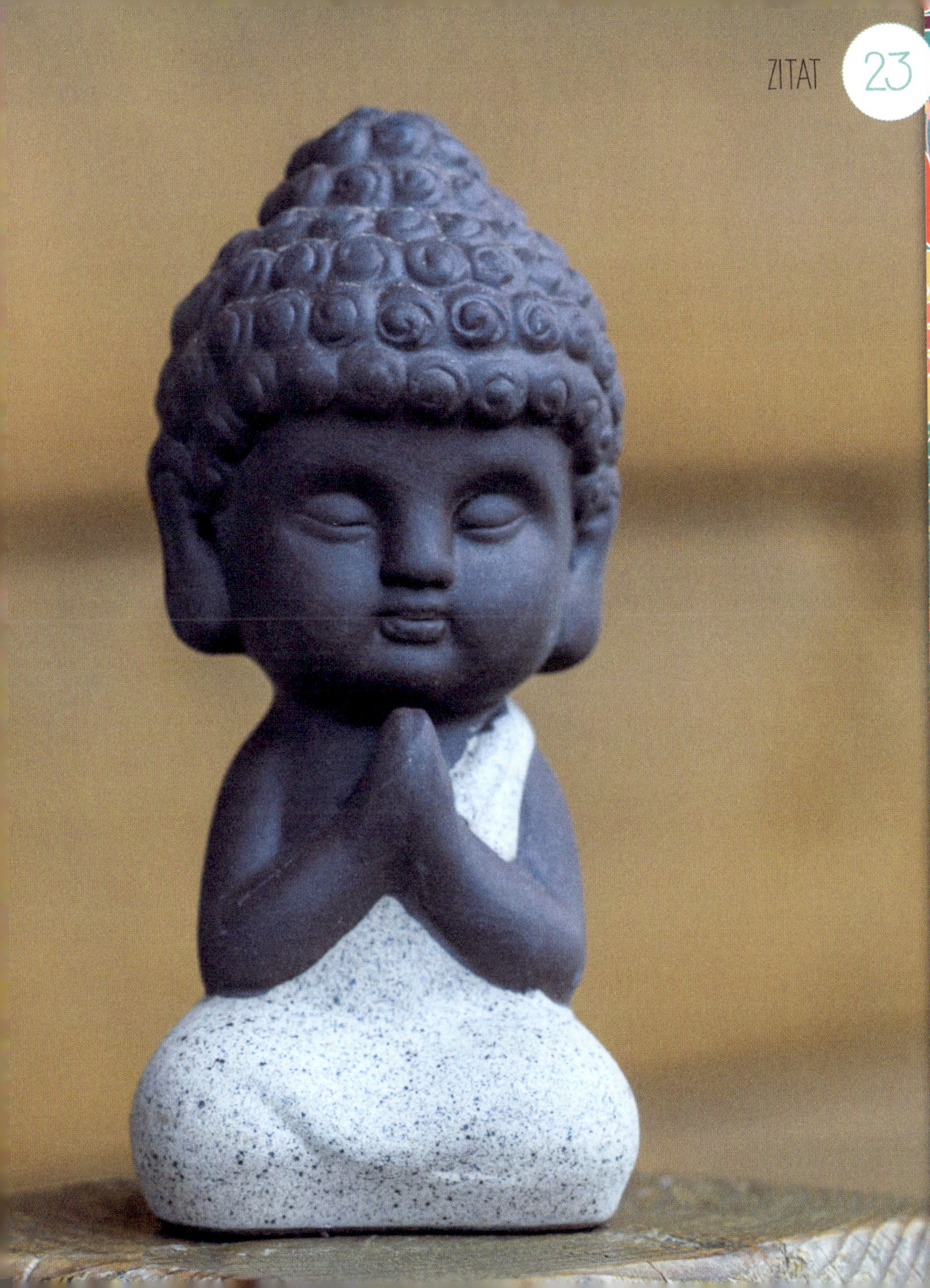

Kopfdrehen
rechts und links

Diese wirkungsvolle Übung macht die Nackenwirbel geschmeidig und entspannt die Nackenmuskulatur sehr effektiv. Durch die langsame Bewegung öffnen sich feinste Blutgefäße, was die Durchblutung in Gang bringt.
Gerade die Halswirbelsäule und die sie umgebende Muskulatur reagieren auf Stress im Alltag. Dem wirkt diese Übung sanft entgegen.

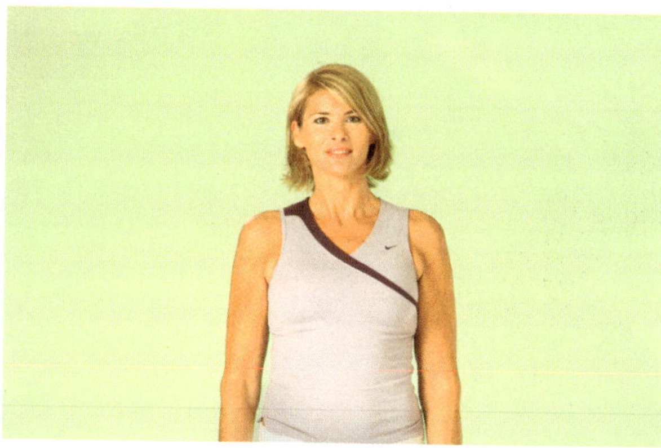

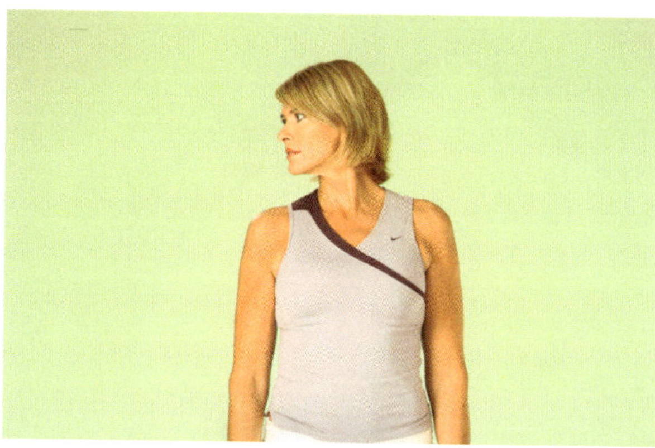

SO GEHT ES:

- Die Übung kann im Stehen oder bequem im Sitzen ausgeführt werden. Bei beiden Varianten ist es wichtig, sich gerade und aufrecht zu halten.
- Nachdem Sie eingeatmet haben, drehen Sie den Kopf mit der Ausatmung sehr langsam so weit wie möglich nach rechts.
- Während Sie durch die Nase wieder tief und gleichmäßig einatmen, drehen Sie den Kopf ebenso langsam wieder nach vorn.
- Nun führen Sie die gleiche Übung nach links aus. Sie atmen ein, drehen den Kopf mit der Ausatmung sehr langsam nach links. Mit der Einatmung kehren Sie zur Mitte zurück.

WIE OFT?

Führen Sie die Übung drei Mal hintereinander aus. Wenn Sie spüren, dass sie Ihren Schultern und dem Nacken gut tut, können Sie sie auch noch öfter wiederholen.

WORAUF MUSS ICH ACHTEN?

Drehen Sie den Kopf nur so weit, wie es für Sie angenehm ist. Drücken Sie nicht gegen Widerstände, die auf Muskelverspannungen beruhen. Wenn Sie die Übung öfter durchführen, lösen sich die Verspannungen, und Sie können den Kopf weiter drehen.

KOPF
HEBEN UND SENKEN

Diese Übung ist eine Erweiterung der ersten Übung und löst ebenfalls Nackenverspannungen. Wenn Sie möchten, können Sie sie auch direkt nach der ersten Übung durchführen. Auch hier fließen Atmung und Bewegung gleichzeitig.

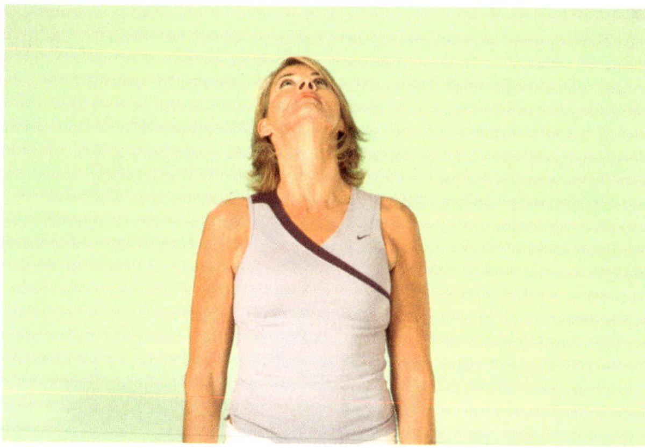

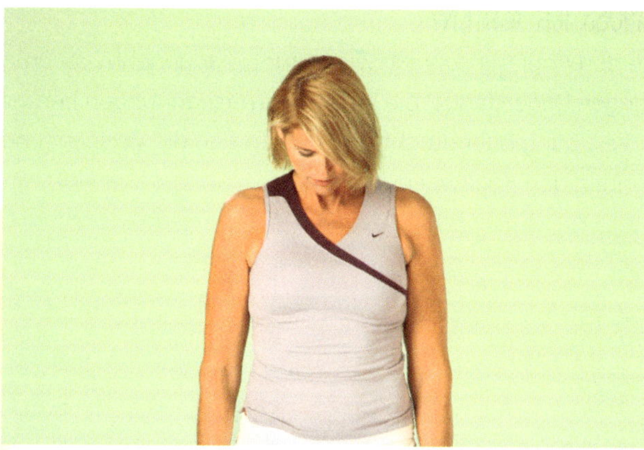

SO GEHT ES:

- Sie atmen tief durch die Nase ein. Dabei legen Sie den Kopf sanft in den Nacken. Gehen Sie nur so weit, wie es Ihnen angenehm ist. Wenn es möglich ist, legen Sie den Kopf ganz ab.
- Mit der Ausatmung kehren Sie zurück und senken Sie das Kinn in Richtung Brustbein. Dort legen Sie es ab und lassen den Kopf kurz ruhen.
- Mit der Einatmung heben Sie den Kopf wieder.

WIE OFT?

Wiederholen Sie die Übung mindestens drei Mal. Sie können davor und danach noch still sitzen und der Wirkung nachspüren.

WORAUF MUSS ICH ACHTEN?

Achten Sie darauf, dass Ihr Mund geschlossen ist. Das sollte er bei fast allen Yoga-Übungen sein, denn hier ist es wichtig, eine zu starke Belastung zu vermeiden. Wenn Sie Beschwerden im Nacken haben, sollten Sie vorsichtig vorgehen und sich nur so weit dehnen, wie es für Sie angenehm ist.

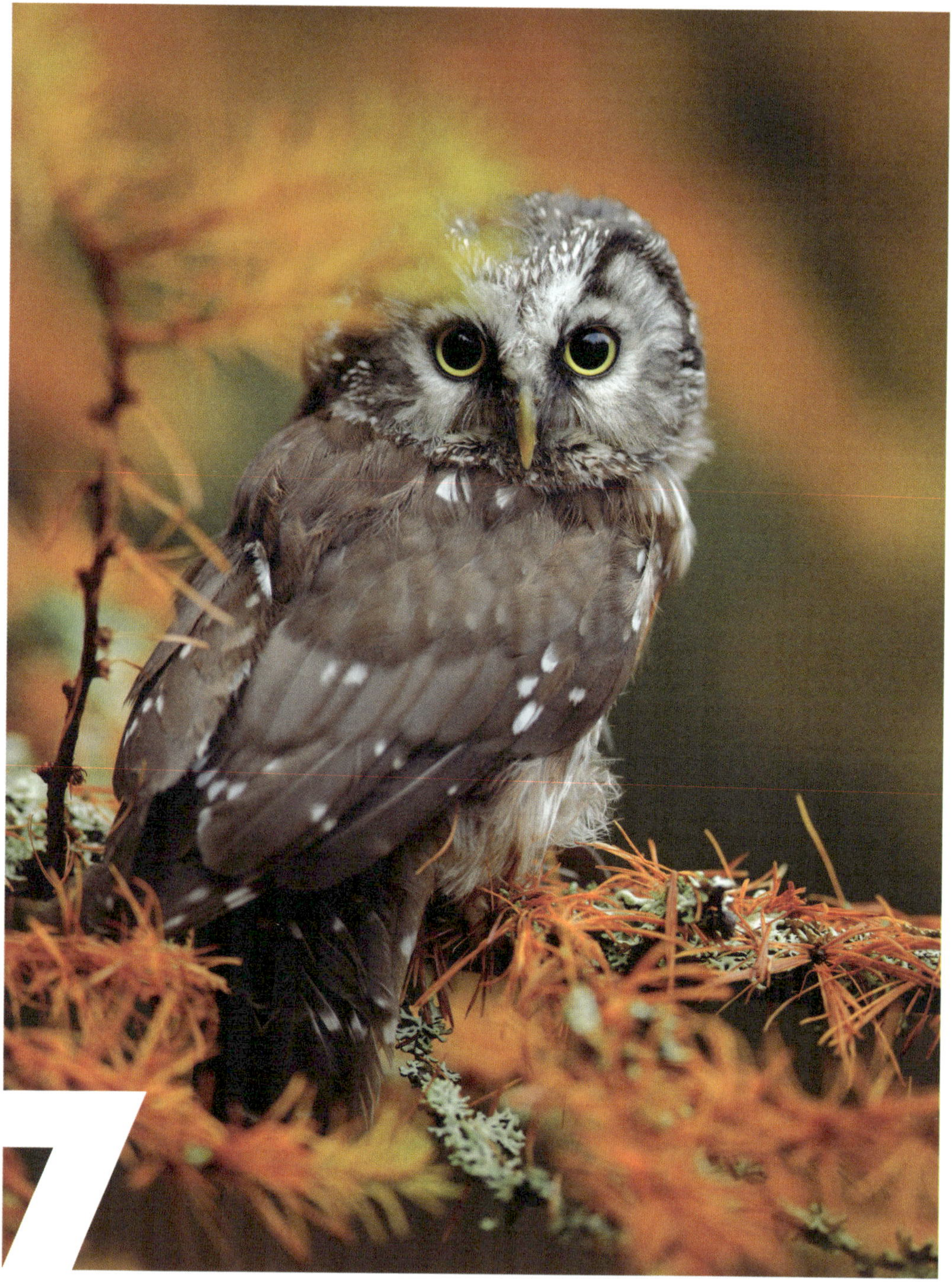
7

DIE PERSPEKTIVE WECHSELN

Übungen, bei denen Sie den Kopf sehr langsam in alle Richtungen drehen, wirken entspannend und heilend auf Nacken- und Schulterverspannungen. Diese Wirkung können Sie bereits bei den ersten Übungen feststellen.

Das langsame Drehen des Kopfes ist gleichermaßen eine Übung, den Blick lang und ausdauernd in andere Positionen zu bringen und sich den Lauf der Welt einmal von dort aus anzuschauen. Zwar üben Sie mit geschlossenen Augen, aber die Vorstellung, sich Dingen zuzuwenden, die sonst nicht im Blickfeld sind, gelingt dabei genauso.

Erinnern Sie sich im Alltag ab und zu an diese Drehung und machen Sie sie zu Ihrer Achtsamkeitsübung: Erproben Sie neue Perspektiven und Sichtweisen. Drehen Sie den Kopf in Ihrer Vorstellung bis weit über das hinaus, was Sie sonst sehen und schauen Sie genau hin: Versetzen Sie sich in die Wahrnehmung anderer hinein und fühlen Sie sich in deren Wünsche und Ängste ein. Übernehmen Sie für eine Weile deren Perspektive. Es wird Ihren Horizont erweitern und Ihre Innenwelt dauerhaft bereichern.

SCHULTERKREISEN

Die Schultern zu straffen und nach hinten zu nehmen vermittelt direkt ein Gefühl von Selbstbewusstsein. Außerdem verschleißen die Schultergelenke am häufigsten von allen Gelenken. Grund genug, ihnen sieben Minuten Ihres Morgens zu widmen und sie zum Start in den Tag gründlich zu lockern.

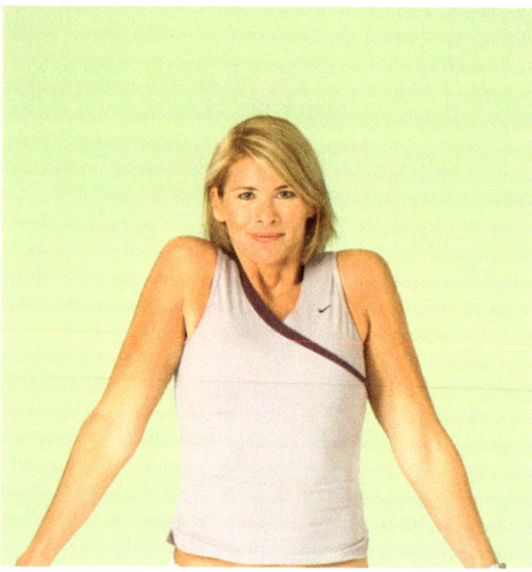

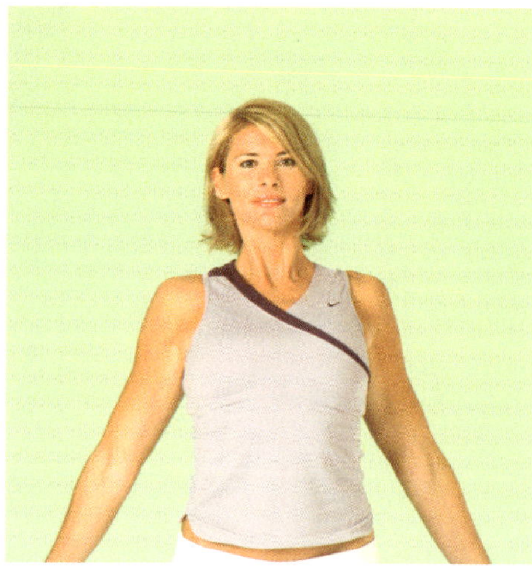

SO GEHT ES:

- Sie befinden sich im aufrechten Sitz oder im Stand. Nun ziehen Sie die Schultern langsam nach oben in Richtung Ohren, und zwar so weit Sie können. Atmen Sie dabei tief durch die Nase ein.
- Dann ziehen Sie die Schulterblätter nach hinten. Drücken Sie sie anschließend wieder nach unten. So beschreiben Sie mit den Schultern einen großen Kreis. Atmen Sie dabei durch die Nase aus.

WIE OFT?

Wiederholen Sie die Übung drei bis fünf Mal. Ändern Sie auch die Richtung und kreisen Sie mit den Schultern nach vorne. Wenn Sie die Übung beendet haben, stehen Sie noch ein wenig da und spüren in Ihre aufrechte Haltung.

WORAUF MUSS ICH ACHTEN?

Bei dieser Übung kann man gar nichts falsch machen, vorausgesetzt, man führt sie langsam und kontrolliert durch. Sie können die Übung auch tagsüber, am Schreibtisch oder im Stehen, ausführen.

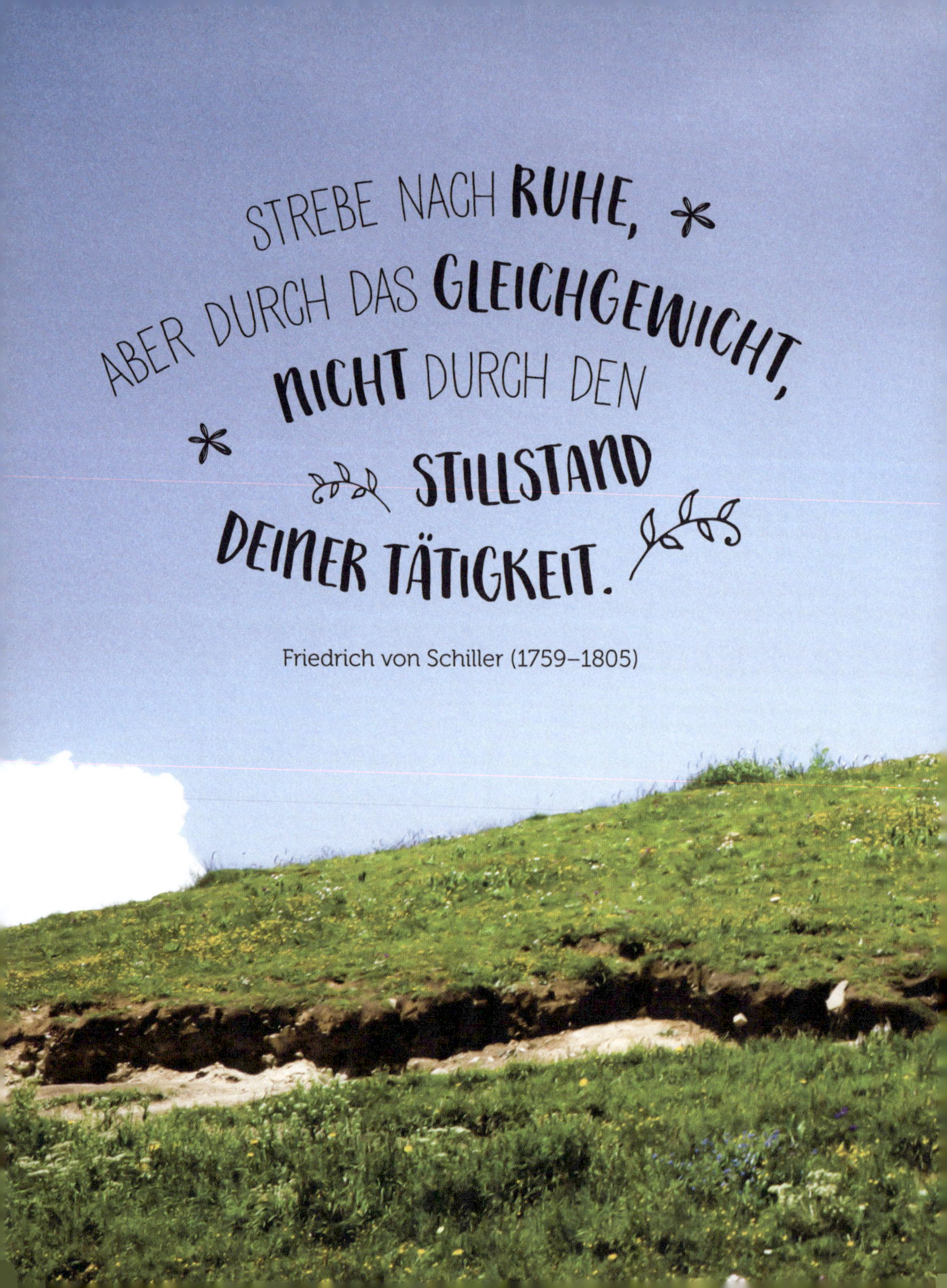

STREBE NACH RUHE,
ABER DURCH DAS GLEICHGEWICHT,
NICHT DURCH DEN
STILLSTAND
DEINER TÄTIGKEIT.

Friedrich von Schiller (1759–1805)

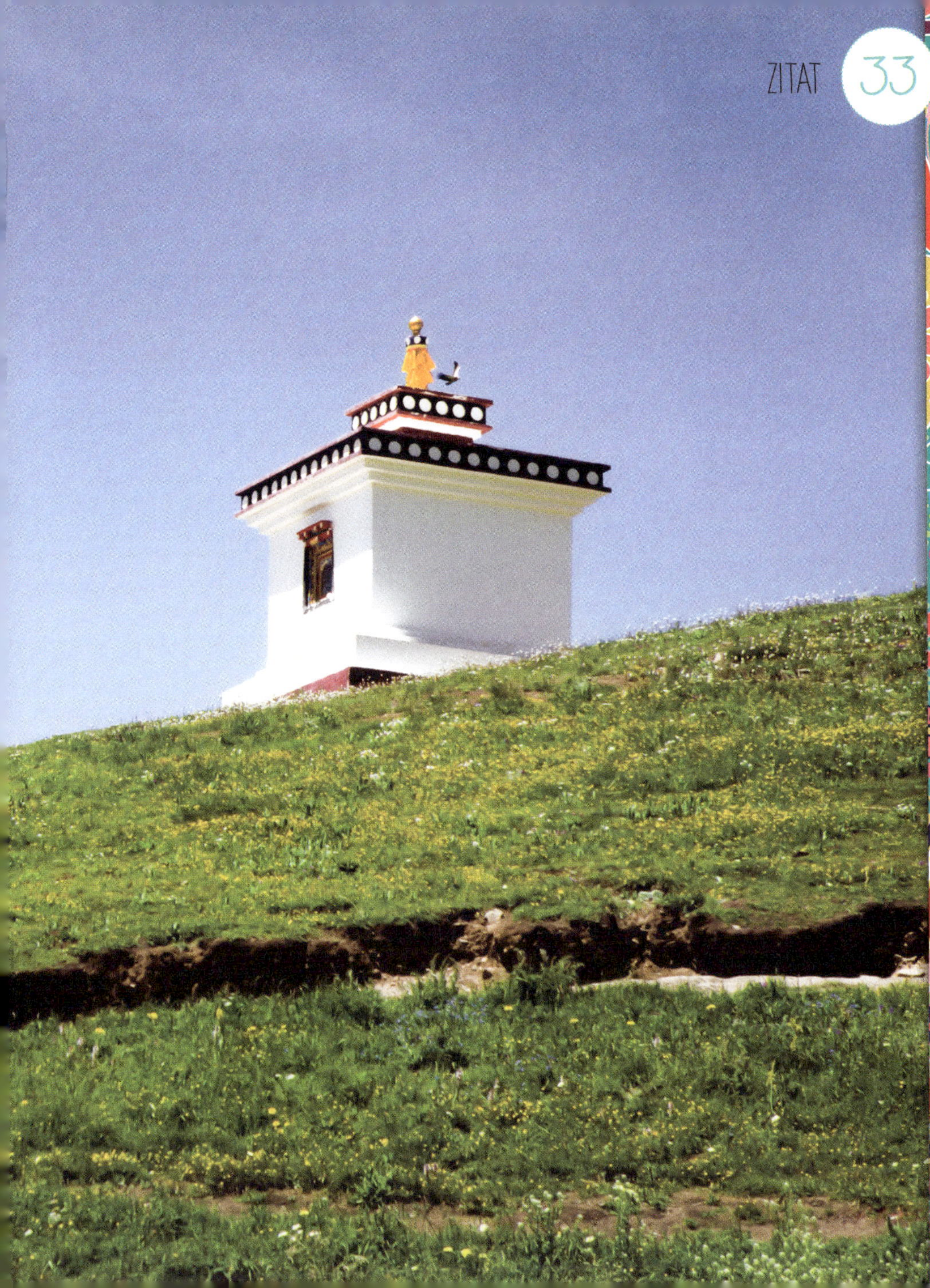

ATEM-ÜBUNG:
BAUCHATMUNG

Das tiefe Atmen ist uns im Alltag (besonders, wenn wir angespannt oder aufgeregt sind) abhandengekommen. Darum ist es keineswegs übertrieben, eine ganze Übungseinheit der tiefen, bewussten Bauchatmung zu widmen. Tiefes Atmen versorgt Sie besser mit Sauerstoff und senkt die Herzfrequenz.

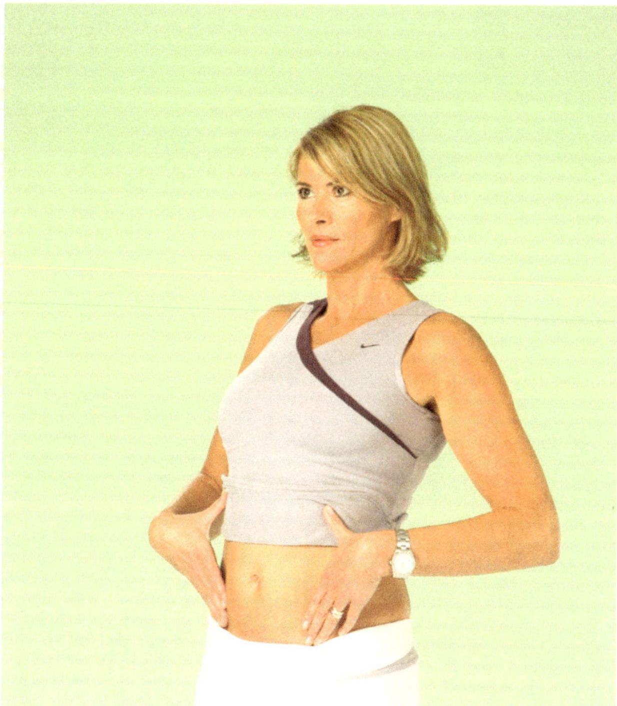

SO GEHT ES:

- Sie stehen mit aufgerichteter Wirbelsäule. Stellen Sie sich vor, dass Ihr Hinterkopf von einer imaginären Schnur sanft nach oben gezogen wird.
- Sie atmen tief ein, sodass sich zunächst nur die Bauchdecke wölbt und der Bauchraum mit Luft füllt. Erst dann strömt die Luft auch in den Brustkorb, der sich nur ein wenig hebt.
- Bei der Ausatmung können Sie zur Unterstützung die Bauchmuskulatur leicht zusammendrücken, sodass Sie die Luft aktiv nach draußen befördern. Der gewölbte Bauch sinkt ein und auch der Brustkorb entspannt sich.

WIE OFT?

Bei dieser Übung stellen Sie sich am besten eine Uhr auf sieben Minuten, damit Sie nicht vom Zählen abgelenkt werden.

WORAUF MUSS ICH ACHTEN?

Die Ein- und Ausatmung sollte gleich lang sein. Auf Dauer können Sie auch versuchen, das Ausatmen zu verlängern. Sie können zur Unterstützung die Hände auf den Bauch legen. Dann spüren Sie seine Bewegung bei der Einatmung besser.

ATEM-ÜBUNG:
WECHSELATMUNG

Das Atmen ist ein wesentlicher Teil des Yoga. Darum sollten Sie sich auch der Atmung mit großer Aufmerksamkeit widmen. Die Wechselatmung spendet Lebensenergie und beruhigt den Geist. Grund genug, sie einmal auszuprobieren.

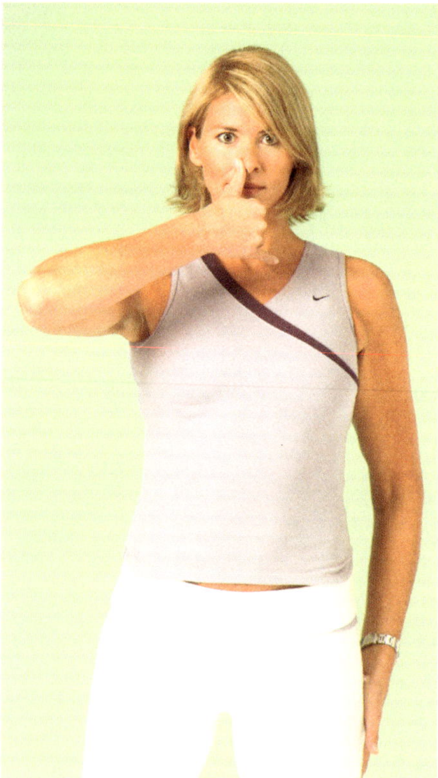

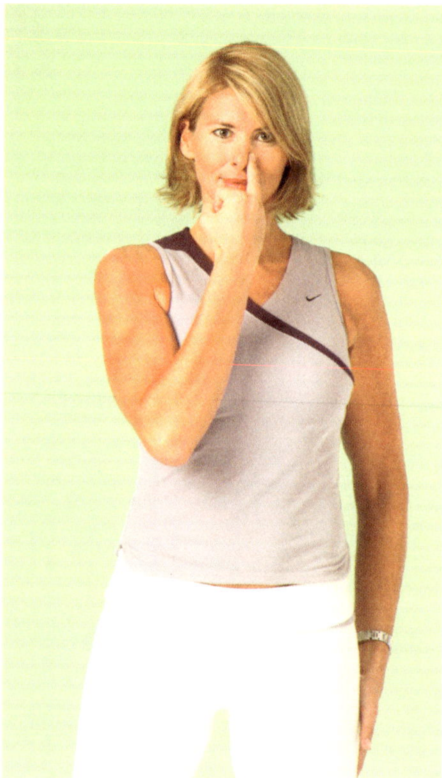

SO GEHT ES:

- Mit dem Daumen der rechten Hand verschließen Sie das rechte Nasenloch. Atmen Sie tief und langsam durch das linke Nasenloch aus.
- Durch das gleiche Nasenloch atmen Sie nun tief ein. Schließen Sie am Ende des Einatmens das linke Nasenloch mit dem Ringfinger der rechten Hand.
- Beide Nasenlöcher sind verschlossen. Sie halten kurz den Atem an.
- Sie lösen den Daumen vom rechten Nasenloch und atmen vollständig aus.
- Nun atmen Sie wieder durch das rechte Nasenloch ein. Abschließend verschließen Sie mit dem Daumen das rechte Nasenloch und halten den Atem wieder kurz an.
- Dann lösen Sie den Ringfinger vom linken Nasenloch und atmen wieder aus.
- Jetzt atmen Sie wieder links ein und beginnen den Zyklus von vorn.

WIE OFT?

Stellen Sie sich eine Uhr auf sieben Minuten. Dann brauchen Sie der Zeit oder der Anzahl der Wiederholungen keine Beachtung zu schenken.

WORAUF MUSS ICH ACHTEN?

Zählen Sie im Rhythmus der Atmung. Einatmung, Ausatmung und Atempause sollten in etwa gleich lang sein. Nach und nach steigern Sie die Zeit der Ausatmung.
Wenn Ihnen schwindlig wird, was passieren kann, wenn man in der Wechselatmung nicht geübt ist, setzen Sie einfach kurz aus. Wenn Sie verschnupft sind oder eine Allergie die Atemwege einschränkt, ist die Übung nicht geeignet.

ATEM-ÜBUNG:
FLANKENATMUNG

Eine wunderbar wirksame Atem-Übung, die Anfängern die wohltuende Wirkung von Yoga nahebringt, ist die Flankenatmung. Sie entgiftet unsere Organe und hat eine enorm entspannende Wirkung.

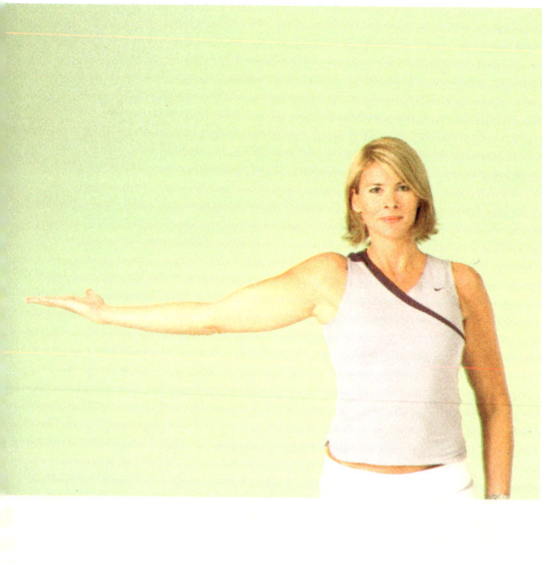

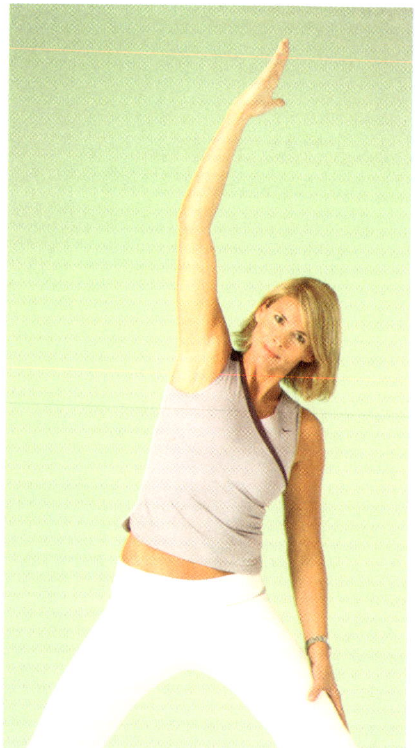

SO GEHT ES:

- Sie stehen in der Grätschstellung. Die Fußspitzen zeigen dabei nach außen. Mit der linken Hand stützen Sie sich auf der Mitte des linken Oberschenkels ab. Der rechte Arm zeigt waagerecht nach außen.
- Jetzt atmen Sie durch die Nase tief und langsam ein und langsam wieder aus. Beim Ausatmen neigen Sie den Oberkörper langsam zur Seite. Beginnen Sie mit der linken Seite. Den rechten Arm heben Sie dabei über den Kopf.
- Während Sie wieder einatmen, kehren Sie zur Ausgangsposition, also in die aufrechte Grätschstellung zurück.
- Dann wiederholen Sie die Übung mit der anderen Seite.

WIE OFT?

Nutzen Sie die sieben Minuten, die Sie sich dafür genommen haben, aus. Die Flankenatmung sollten Sie jeweils drei Mal auf jeder Körperseite ausführen. Danach stehen Sie und spüren der Wirkung der Übung nach, während Sie normal weiteratmen.

WORAUF MUSS ICH ACHTEN?

Diese Übung ist für jedermann geeignet. Ein kleiner Schwindel kann je nach Blutdruckstärke auftreten. In diesem Fall atmen Sie eine Weile normal und beginnen dann wieder mit der Übung.

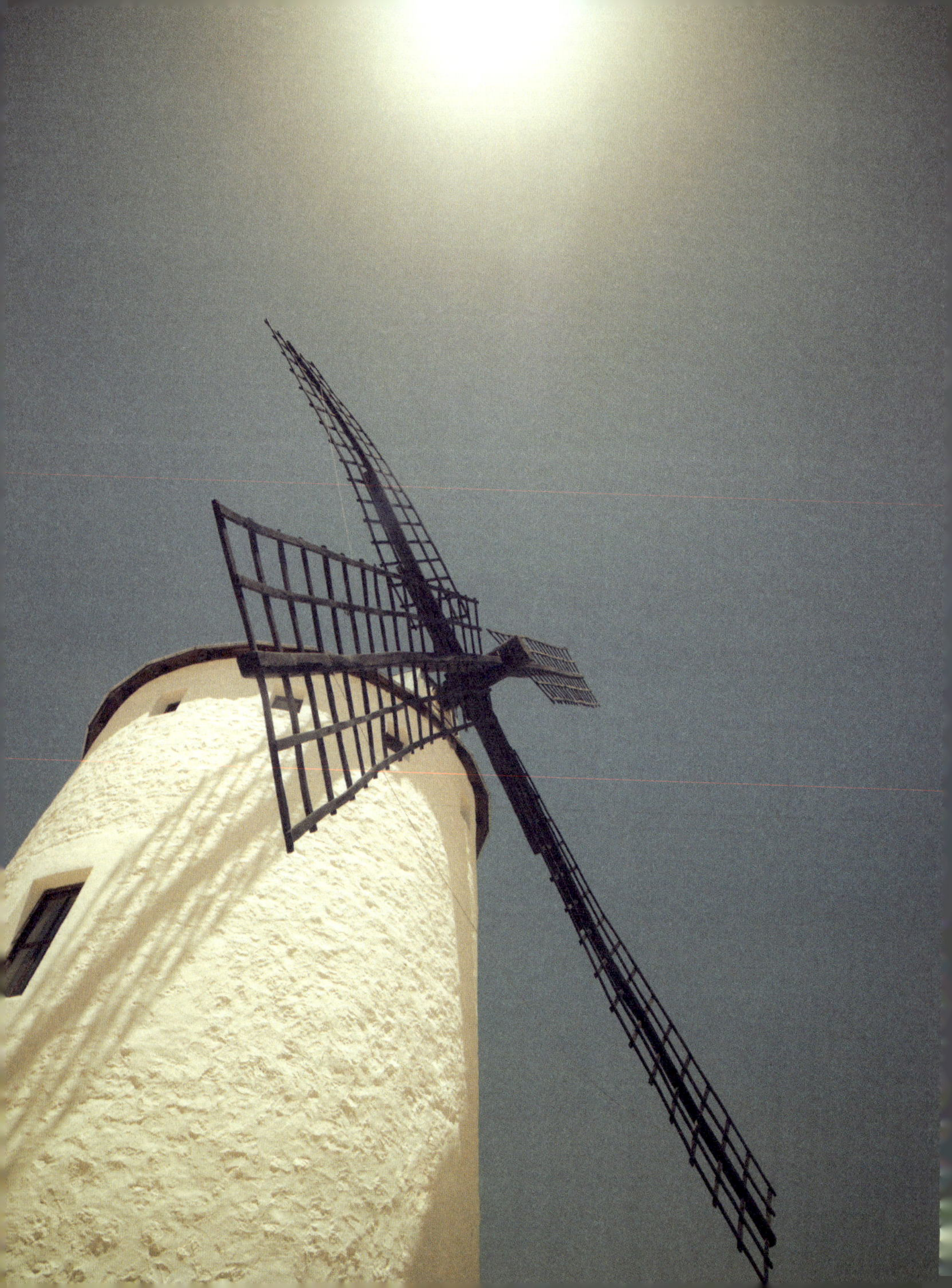

TIEFENENTSPANNT IM ALLTAG

Tiefere Atmung entspannt nicht nur, sie sorgt durch vermehrte Sauerstoffzufuhr auch für neue Energie. Die Atmung gehört zum Yoga im gleichen Maße wie die verschiedenen Körperhaltungen. Alle Atemübungen, die in diesem Buch vorgestellt werden, sind auch ganz elementare Achtsamkeits-Übungen.

Dass wir die Atmung im Alltag oft vernachlässigen, wird uns klar, wenn wir bei diesen Übungen feststellen, wie tief Atmung gehen kann, welche Körperteile sie erreichen kann. Wie sehr sie uns dabei behilflich ist, in diese Körperregionen hineinzuspüren, die wir sonst nicht unbedingt wahrnehmen.

Darum ist es sinnvoll, sich auch im Alltag, selbst an sehr betriebsamen und hektischen Tagen, zwischendurch immer ans achtsame Atmen zu erinnern und es zu praktizieren. Gerade wenn die Zeit knapp zu werden droht und Termine ungeduldig drängeln, ist bewusstes Atmen sehr wirksam. Es hilft dabei, sich im eigenen Körper ein wenig mehr Raum zu verschaffen, wenn man das Gefühl hat, in Bedrängnis zu geraten. Das geht in allen Lebenslagen: in der Straßenbahn, am Schreibtisch oder im Stau auf der Autobahn.

Bedenke stets, dass **alles vergänglich** ist, dann wirst du **im Glück** nicht **zu fröhlich** und **im Leid** nicht **zu traurig** sein.

Sokrates (469–399 v. Chr.)

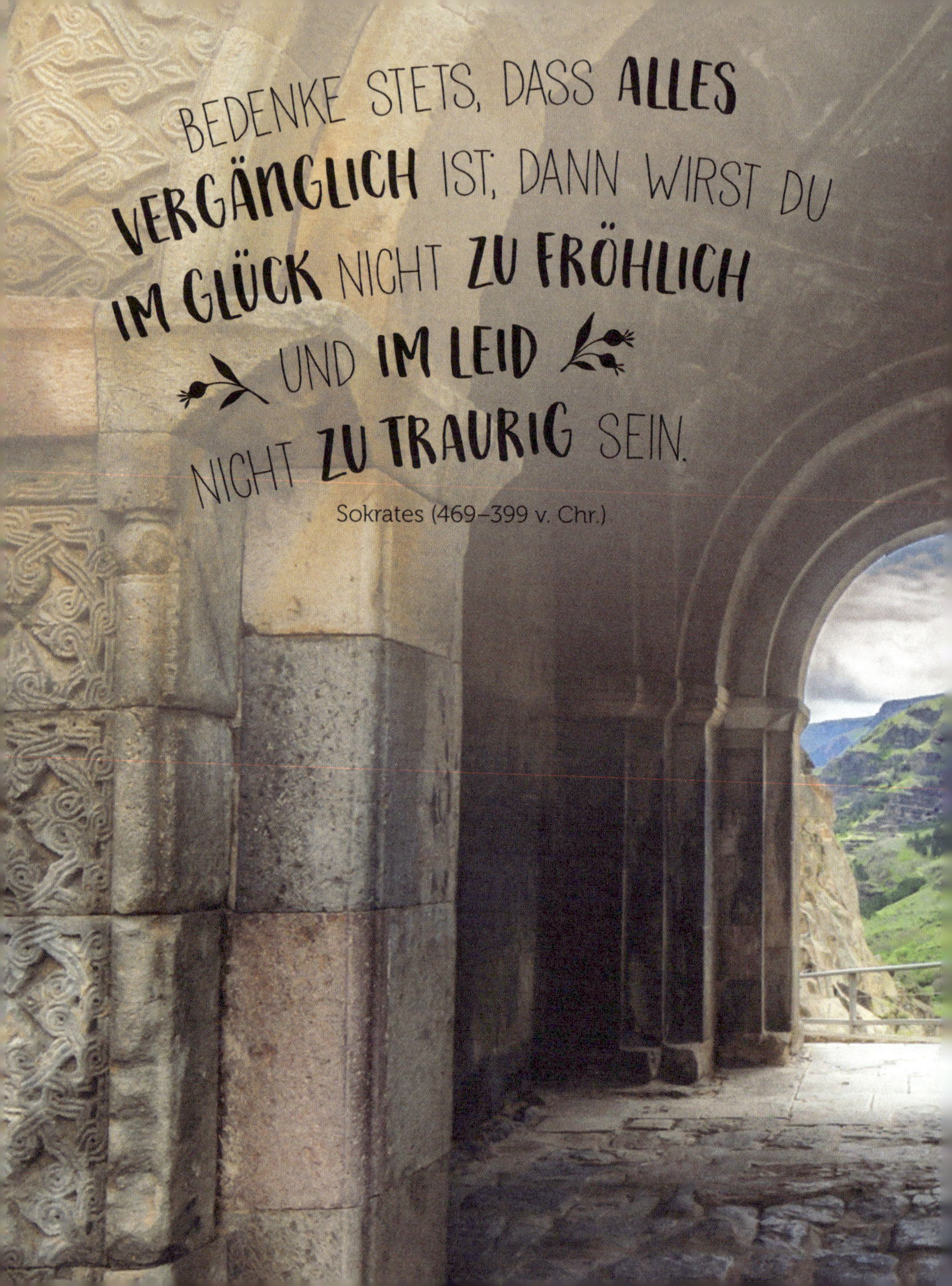

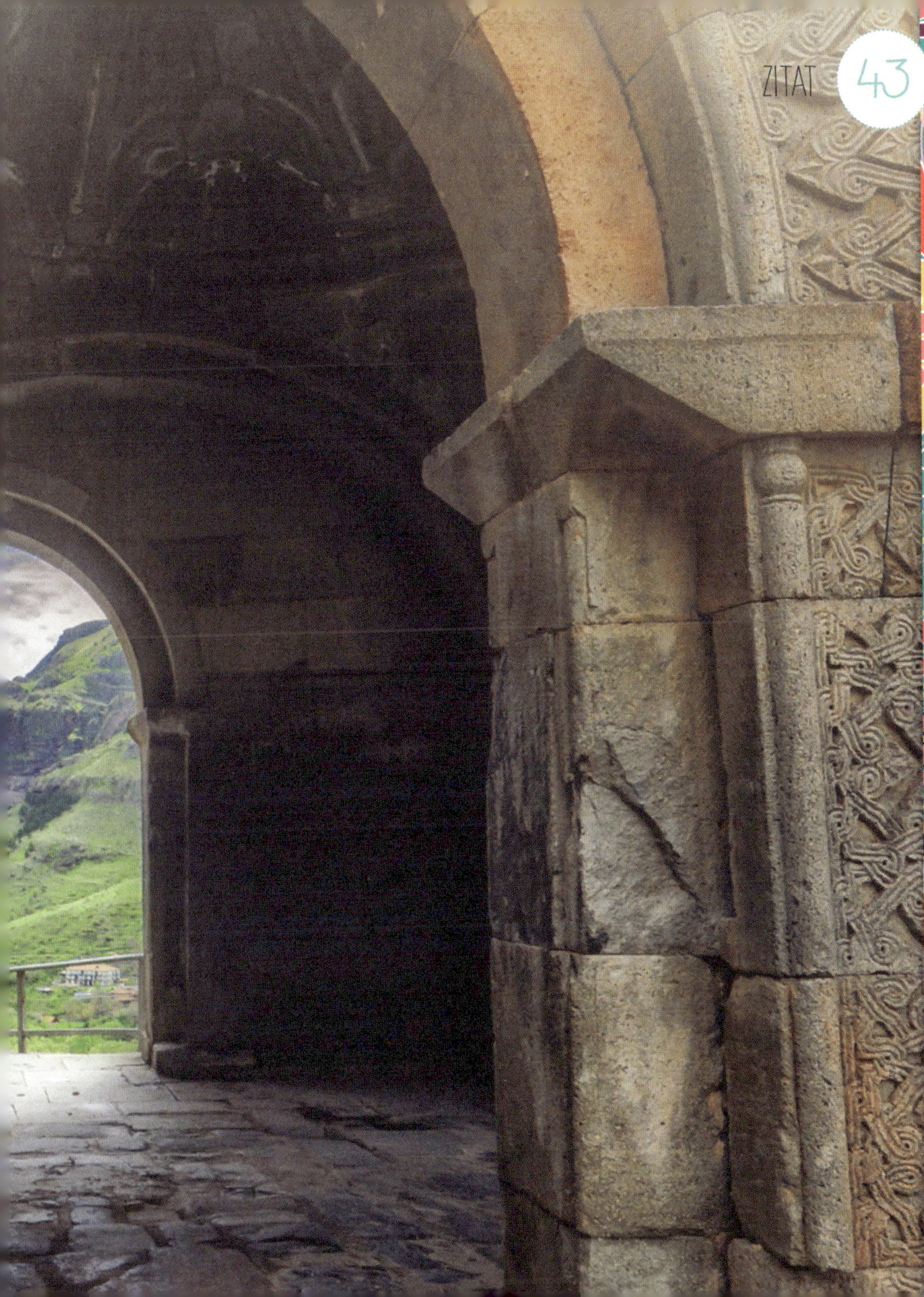

DREHSITZ

Eine sanfte Drehung der Wirbelsäule, tiefere Atmung und Anregung der Organe des Oberbauchs: All das sind die positiven Wirkungen dieser klassischen Drehübung. Dabei wird die Muskulatur gekräftigt, der Rumpf aufgerichtet, und die Oberschenkel- und Gesäßmuskulatur werden in der Tiefe gedehnt.

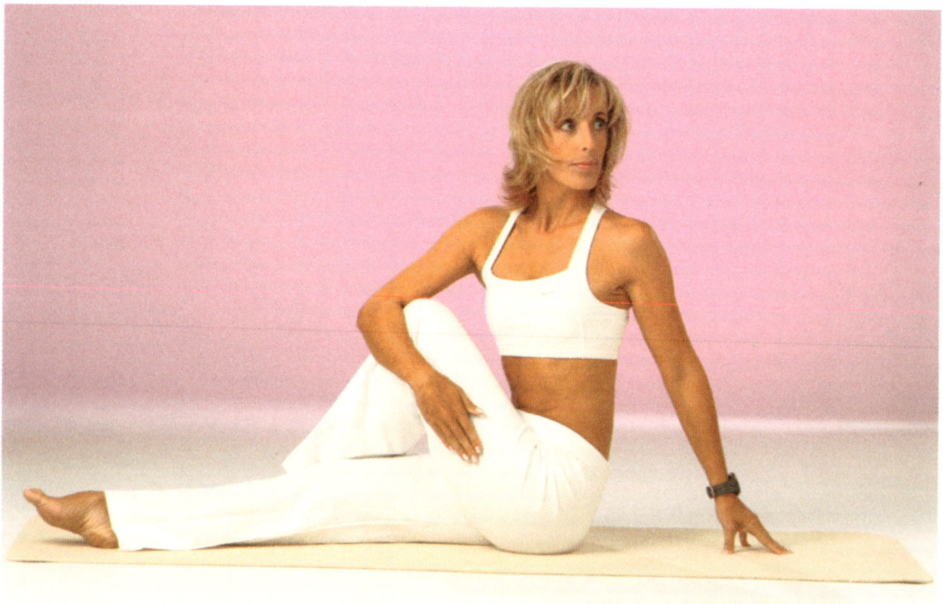

SO GEHT ES:

- Sie sitzen mit lang ausgestreckten Beinen am Boden.
- Setzen Sie die linke Hand hinter dem Körper ab. Dann stellen Sie den linken Fuß auf der Höhe des rechten Oberschenkels über das rechte Bein. Der Rücken bleibt durchgestreckt.
- Der rechte Arm wandert gestreckt über das linke Bein und umfasst das Knie. Ausatmend drehen Sie sich nun sanft nach hinten, bis Sie über die linke Schulter nach hinten schauen können.
- In dieser Position bleiben Sie einige Atemzüge lang, bis Sie sich langsam wieder zurückdrehen.
- Achten Sie die ganze Zeit darauf, dass die Wirbelsäule gerade und aufgerichtet ist.
- Es ist wichtig, dass beide Gesäßhälften stets am Boden bleiben.

WIE OFT?

Diese Übung wird nur ein Mal in jede Richtung geübt und dabei möglichst lange gehalten.

WORAUF MUSS ICH ACHTEN?

Bei Bandscheiben- oder Ischiasproblemen sollte diese Übung lieber nicht ausgeführt werden.

SONNENGRUß
FÜR EINSTEIGER

SURYA NAMASKAR

Der Klassiker unter den Yoga-Übungen. Es handelt sich um eine Kombination von Vor- und Rückbeugen, die den ganzen Körper geschmeidig halten. Die Bewegungen gehen ineinander über und wirken in dieser Harmonie auch positiv aufs geistige Wohlbefinden. Dadurch ist die Übung hervorragend geeignet, um morgens die aufgehende Sonne zu begrüßen.

SO GEHT ES:

- Einatmend legen Sie die Handflächen vor der Brust aneinander, dann atmen Sie tief aus (1).
- Einatmend führen Sie die Arme nun wie eine wachsende Pflanze über den Kopf (2).
- Ausatmend setzen Sie die Hände neben die Füße auf den Boden. Das Gesäß schieben Sie dabei nach oben (3).
- Einatmend setzen Sie den rechten Fuß weit nach hinten in eine große Schrittstellung. Dabei heben Sie Brustkorb und Kopf an (4).
- Ausatmend setzen Sie den linken Fuß nach hinten neben den rechten. Der gesamte Körper sollte nun in einer geraden Linie gestreckt sein. Jetzt atmen Sie tief ein (5).
- Ausatmend schieben Sie aus der gestreckten Position das Gesäß nach oben (6).
- Einatmend ziehen Sie den linken Fuß wieder nach vorn unter den Oberkörper. Ausatmend richten Sie den Blick nach oben (7).
- Einatmend nehmen Sie auch den rechten Fuß heran. Beide Füße stehen nun nebeneinander. Ausatmend drücken Sie die Beine durch (8).
- Einatmend richten Sie den Oberkörper in einer fließenden Bewegung mit geradem Rücken auf (9). Führen Sie dabei die Arme wieder gestreckt über den Kopf (10).
- Ausatmend legen Sie die Hände aneinander und führen die gefalteten Hände vor die Brust (11).

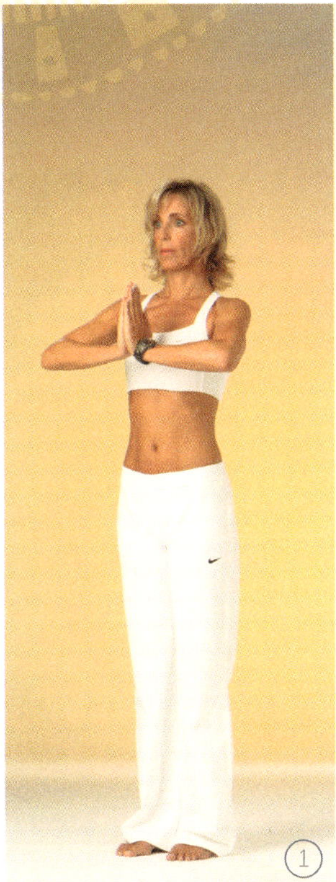

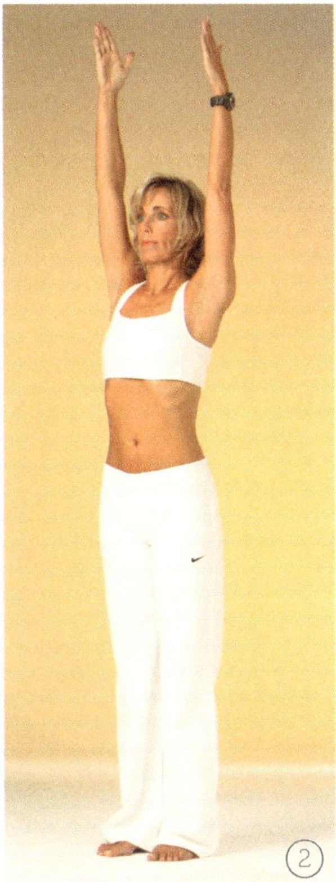

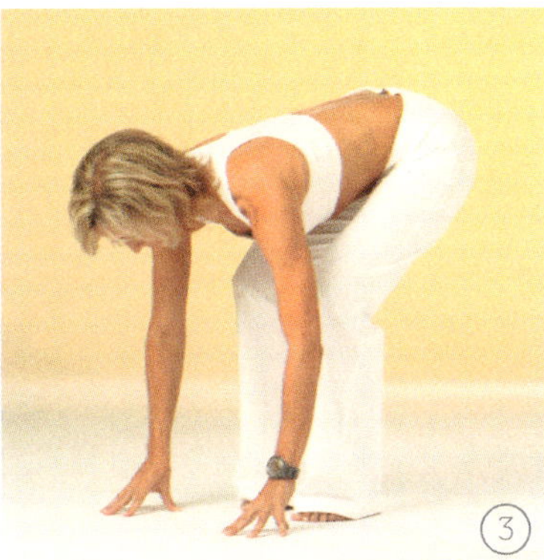

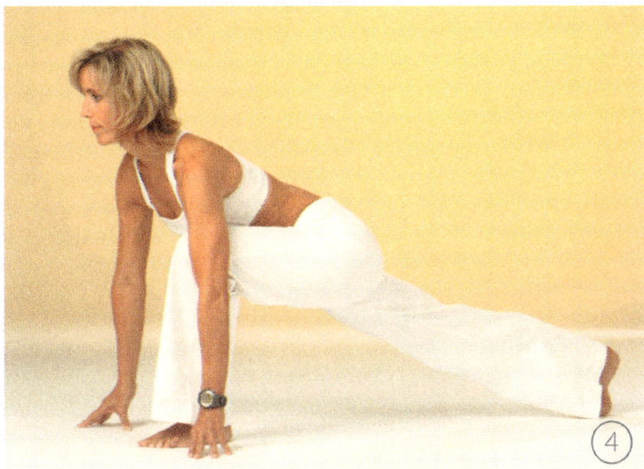

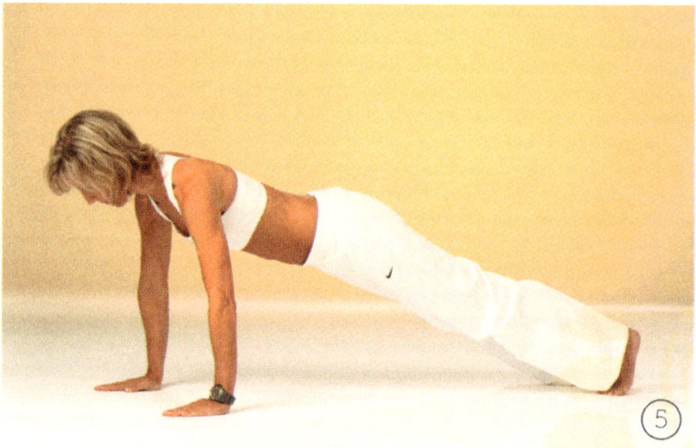
5

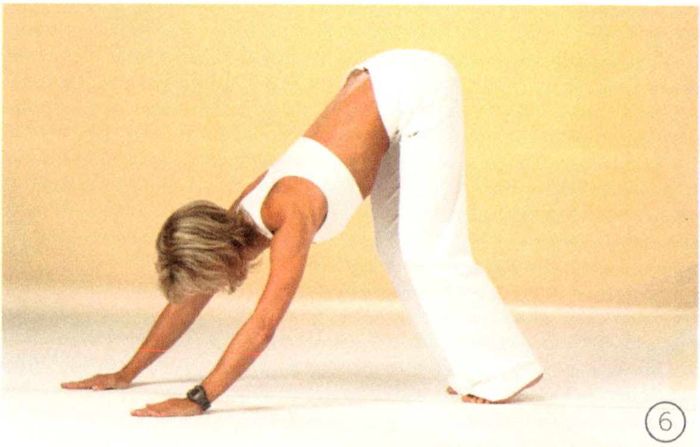
6

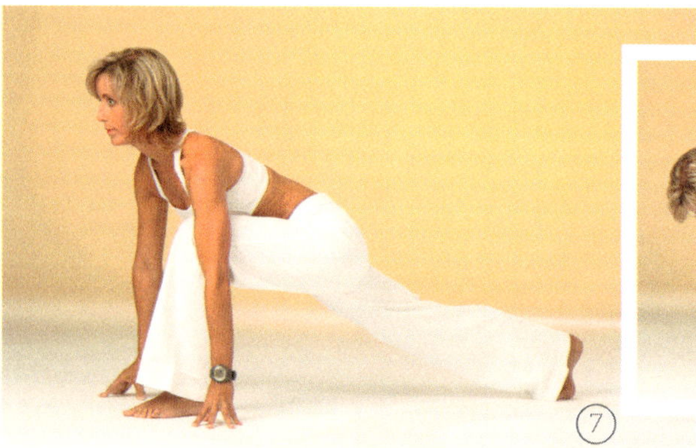
7

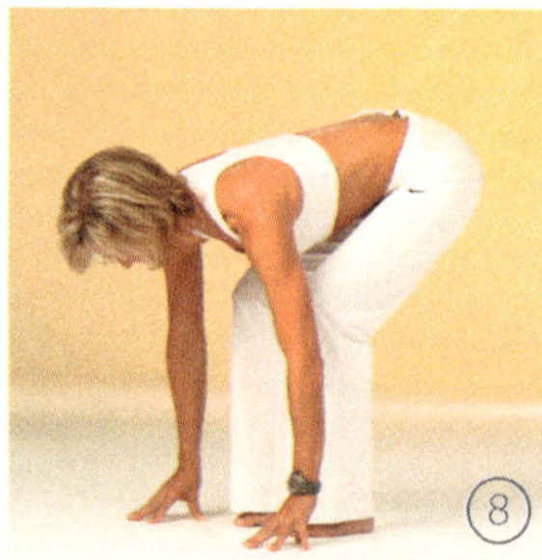
8

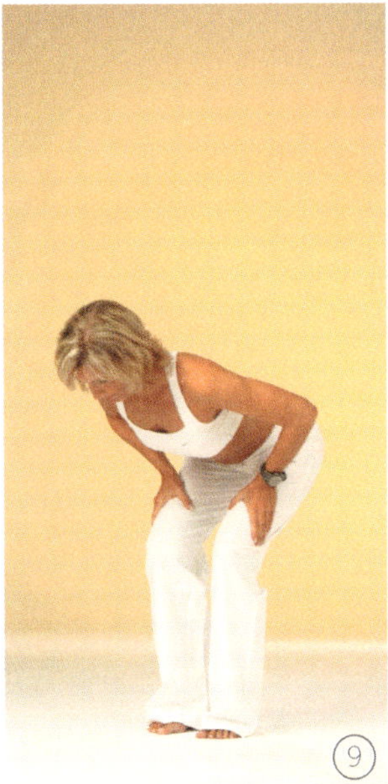

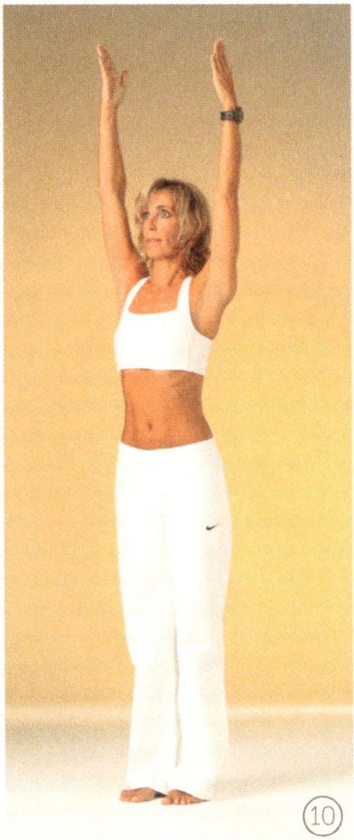

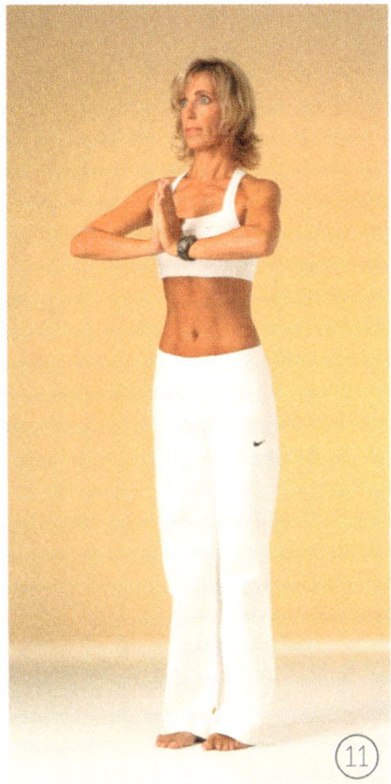

WIE OFT?

Wiederholen Sie den Sonnengruß zu Beginn zwei bis drei Mal. Wenn Sie merken, dass er Ihnen guttut, können Sie bis zu sechs Wiederholungen üben.

WORAUF MUSS ICH ACHTEN?

Es ist wichtig, das Ein- und Ausatmen den Bewegungen wie beschrieben anzupassen. Üben Sie zu Beginn betont langsam. Der Sonnengruß ist komplex und wirkt nur, wenn Sie jede Haltung sorgfältig ausführen.

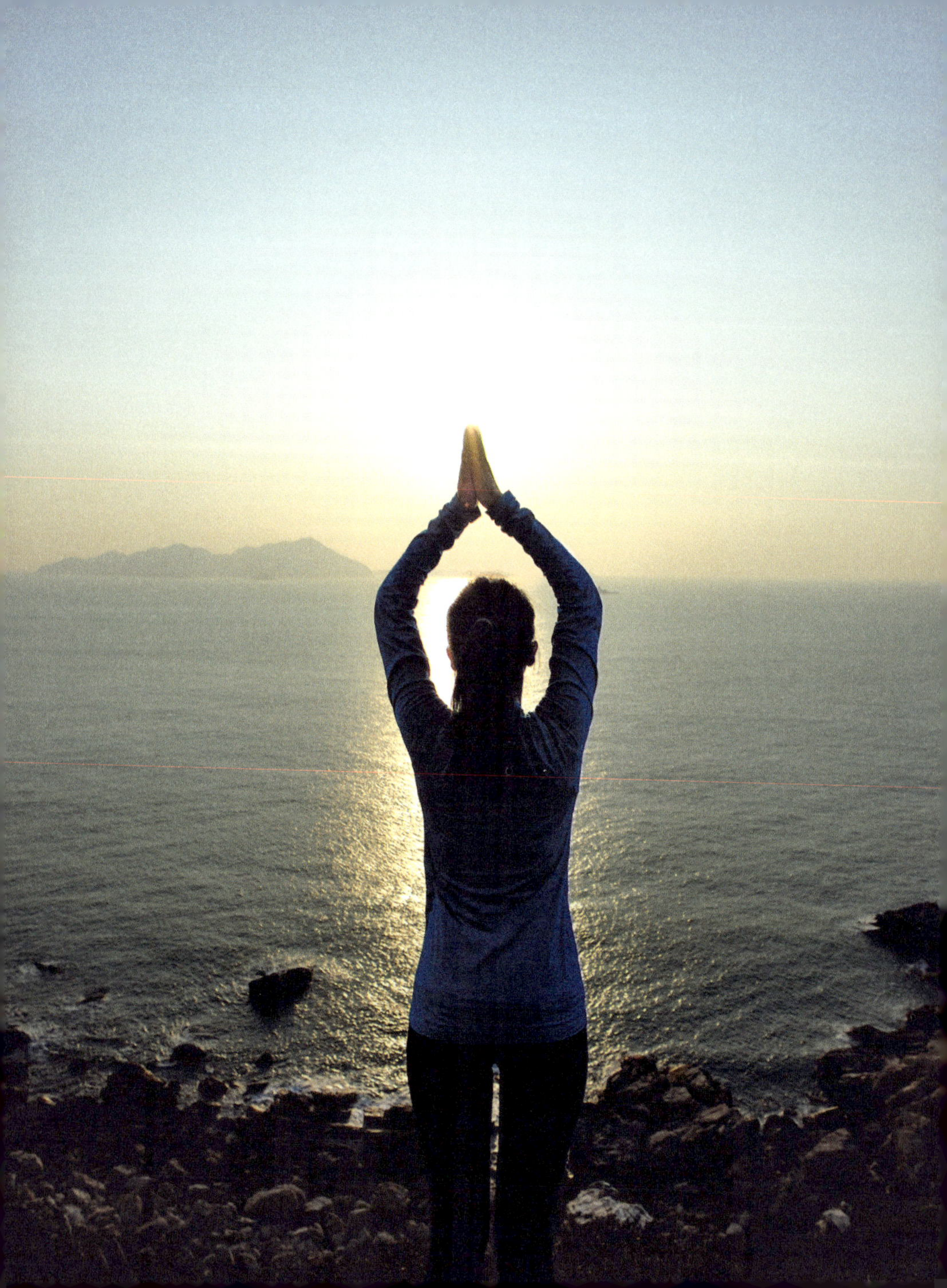

GESICHT
ZUR SONNE!

Was den Sonnengruß ausmacht, ist der Wechsel zwischen Vor- und Rückbeugen. Dieser ist deshalb so wirkungsvoll, weil der Körper auf die bestmögliche Art gedehnt wird und dabei Energiebahnen befreit werden.

Ein weiterer Aspekt dieses Wechsels ist, dass Sie sich in regelmäßiger Wiederholung immer wieder nach vorn und oben öffnen. Dabei heben Sie Gesicht und Arme zur Sonne. In dieser Bewegung steckt viel gute Energie, weil es von Anbeginn ein Bedürfnis des Menschen ist, sich dem Himmel und der Sonne zuzuwenden. Von dorther kommt neue Lebenskraft.

Spüren Sie darum auch tagsüber dieser guten Kraft nach. Ganz konkret, indem Sie die Sonne nutzen, wann immer sie sich zeigt. Verstecken Sie sich nicht hinter Jalousien und Sonnenbrille. Nehmen Sie das Licht in sich auf, das die Sonne Ihnen schenkt und das Ihr Körper fürs Wohlbefinden braucht. Vergessen Sie dabei aber den Sonnenschutz nicht.

Wenden Sie sich auch anderen guten Kräften zu, die Sie wahrnehmen. Freundliche Gesichter, vielleicht ein Blickkontakt auf der Straße, hilfsbereite Kollegen. Wenn Sie achtsam bleiben, nehmen Sie die Sonne auch bei grauem Himmel wahr.

BAUM

Wie ein Stamm mit beiden Beinen fest auf der Erde stehen und die Arme wie Äste in den Himmel wachsen lassen – das ist das Bild des Baumes. Die Stellung vermittelt ein Gefühl von innerem Frieden und Ausgeglichenheit. Weil Sie dabei Ihren Gleichgewichtssinn trainieren, üben Sie sich auch in Konzentration.

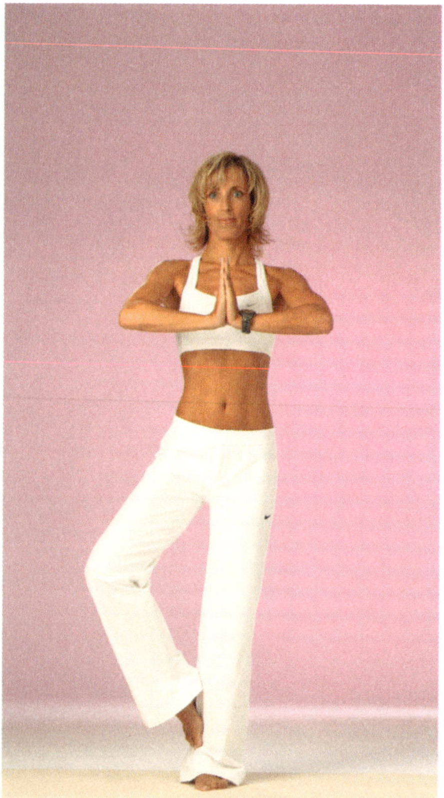

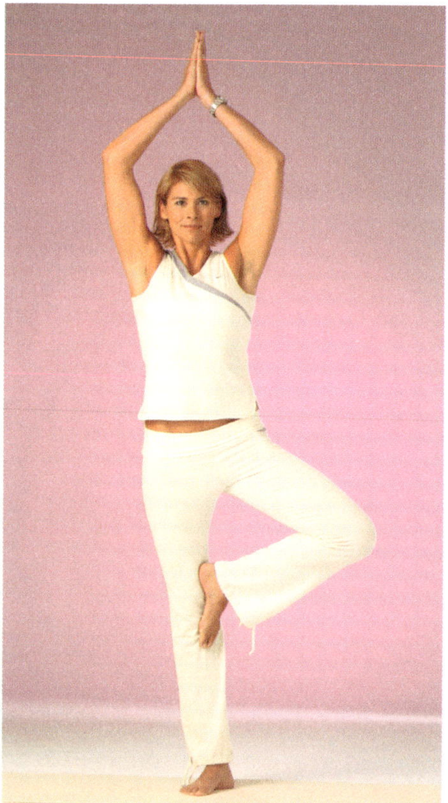

SO GEHT ES:

- Fixieren Sie einen Punkt vor sich, den Sie ab jetzt nicht mehr aus den Augen lassen
- Beginnen Sie mit der einfachen Version des Baumes (Bild links). Wenn Sie sich dann sicher fühlen, können Sie auch die Version für Geübte (Bild rechts) probieren.
- Aufrecht stehend verlagern Sie Ihr Gewicht auf das linke Bein. Stellen Sie sich vor, wie aus dem Fuß auf dem Boden Wurzeln tief ins Erdreich wachsen. Dann legen Sie den rechten Fuß an den unteren Bereich des linken Unterschenkels (Bild links).
- Das Knie des Standbeines bleibt leicht gebeugt. So sichern Sie Ihren Stand.
- Nun führen Sie die Handflächen vor der Brust zueinander. Bleiben Sie drei bis vier Atemzüge in dieser Position. Beim Ausatmen senken Sie die Arme wieder ab.
- Danach üben Sie den Baum mit dem rechten Bein als Standbein.
- Wenn Sie es sich zutrauen, stellen Sie den Fuß bei der nächsten Wiederholung gegen den Oberschenkel des gegenüberliegenden Beines (Bild rechts).

WORAUF MUSS ICH ACHTEN?

Falls Sie sich zu Beginn unsicher fühlen oder häufig das Gleichgewicht verlieren, stellen Sie einfach die Fußspitze neben dem anderen Fuß am Boden ab.

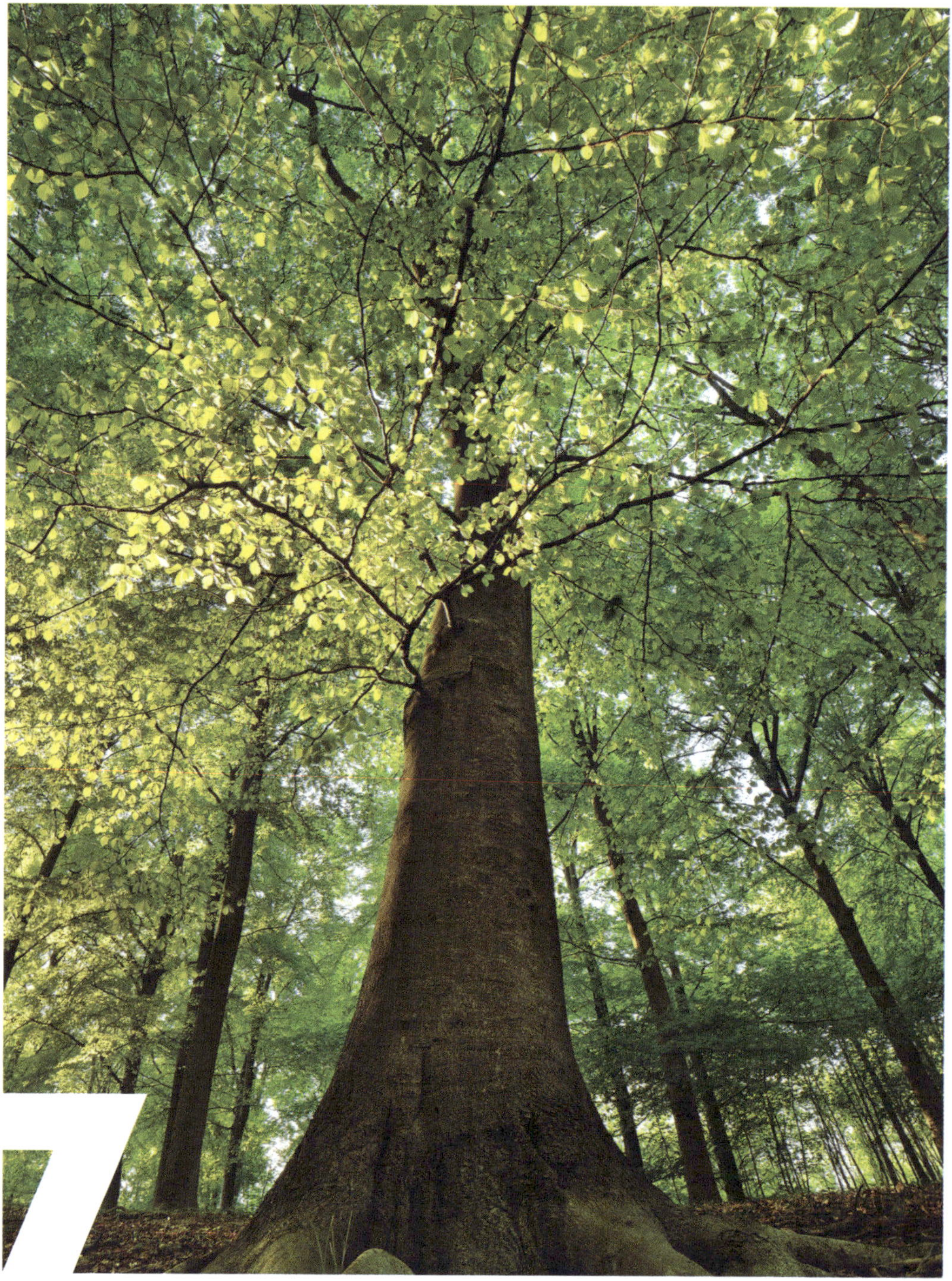

7

WIE EIN BAUM
IM STURM

Der Baum stellt Anfänger im Yoga vor einige Schwierigkeiten. Es ist nicht leicht, die Balance in dieser Haltung zu finden. Abgesehen von der richtigen Körperhaltung, die man erst nach einer Weile herausfindet, braucht es auch eine starke Konzentration, um sich darin zu halten.

Mit zunehmender Praxis und Übung werden Sie feststellen, dass die Haltung des Baumes sich übertragen lässt auf die Haltung im Leben. Letztlich braucht es auch dort die richtige Haltung und zudem genügend Konzentration auf das Wesentliche, um aufrecht seinen Weg zu verfolgen.

Immer wieder ist auch sonst im Leben Durchhaltevermögen dieser Art gefragt. Zum Beispiel, wenn andere Menschen in Schwierigkeiten sind und unsere Unterstützung brauchen, oder wenn wir uns selbst durch die Tiefen des Lebens bewegen und uns bemühen müssen, nicht umzufallen. Verinnerlichen Sie deshalb das Bild von sich als Baum, der sich auf seine Wurzeln tief im Erdreich verlassen kann. Dessen Blätter mögen vielleicht manchmal im Sturm rauschen und durch die Gegend wirbeln, seine Wurzeln aber bleiben fest, sein Stamm gerade und die Äste weich und biegsam.

HELD

Diese Haltung vermittelt Kraft und Mut. Gleichzeitig hat sie auch eine gewisse Eleganz durch die Bewegung nach oben Richtung Himmel. In dieser Haltung üben Sie Standfestigkeit und innere Balance. Sie dehnt den (oftmals verkürzten) Hüftbeuger und ist gut für die Lendenwirbelsäule. Außerdem wirkt sie sich positiv auf das Atemvolumen aus.

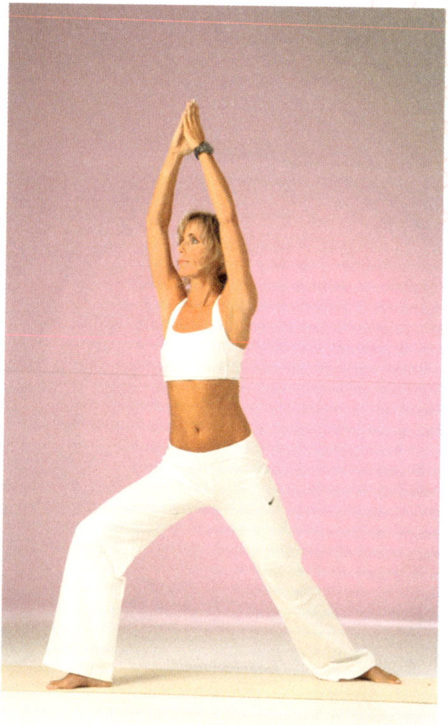

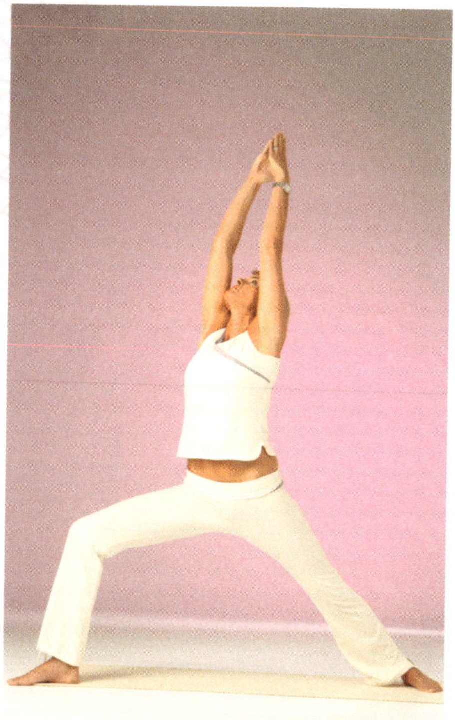

SO GEHT ES:

- Sie stehen mit gegrätschten Beinen im aufrechten Stand. Die Beine sind ganz leicht gebeugt, die Füße stehen parallel.
- Nun drehen Sie die rechte Fußspitze nach außen. Das rechte Bein und den Rumpf drehen Sie aus der Hüfte heraus nach rechts. Beugen Sie dabei das rechte Bein und schieben Sie das Becken nach vorne und unten. Einatmend heben Sie Ihre Arme über den Kopf. Die Handflächen zeigen nach oben, bis sie aufeinandertreffen und einander berühren. Richten Sie Ihren Blick zu den Händen über Ihrem Kopf.
- So stehen Sie einige Atemzüge lang. Einatmend strecken Sie das rechte Bein. Nun drehen Sie sich wieder nach vorn. Ausatmend senken Sie die Arme.
- Nun führen Sie die Übung auf der anderen Seite aus.

WIE OFT?

Diese Übung halten Sie mindestens zehn ruhige Atemzüge lang. Mit wachsender Vertrautheit können Sie die Dehnung steigern, indem Sie den Ausfallschritt vergrößern

WORAUF MUSS ICH ACHTEN?

Richten Sie die Augen auf einen Punkt vor Ihnen, wenn Sie Balance-Schwierigkeiten haben. Achten Sie darauf, die Schultern nicht zu den Ohren zu ziehen. Hilfreich ist die Vorstellung, dass Sie an den Fingerspitzen zur Decke gezogen werden, während die Hüfte immer weiter nach unten sinkt.

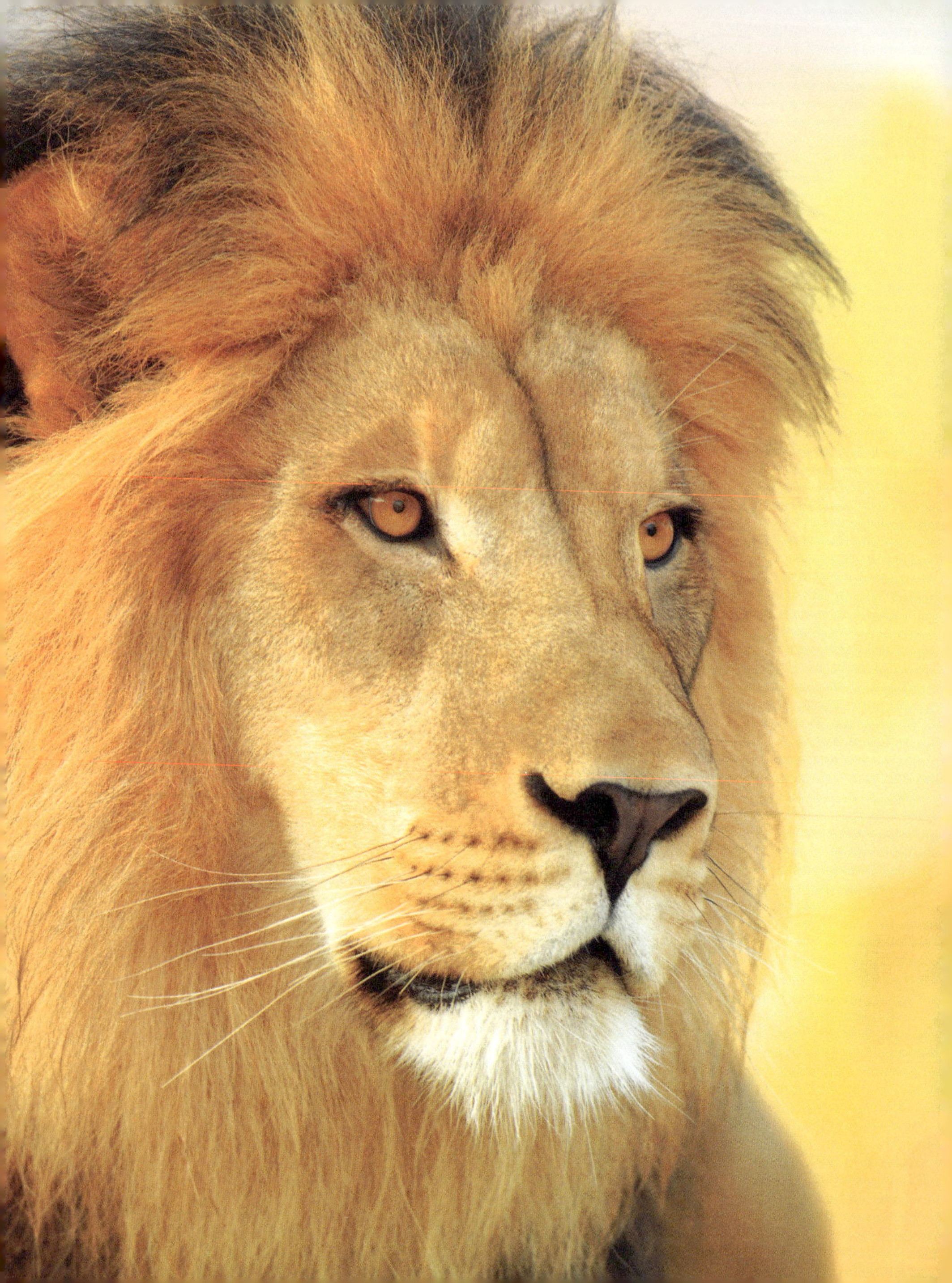

HELDEN
GIBT ES ÜBERALL

Die Übung des Helden ist der Ausdruck von Stärke und Wehrhaftigkeit. Die Yoga-Figur des Helden wird auch Krieger genannt, was etwas martialisch klingt, aber die Sache ganz gut trifft. Ähnlich wie beim Baum geht es um Standfestigkeit und Balance. Darüber hinaus ist diese Übung weniger statisch als der Baum und wendet sich an die Umwelt. Sie zeigt, dass man sich der Welt zuwendet und mit ihr auseinandersetzt.

Auch im Alltag hilft die Verinnerlichung dieser Haltung. Oft genug fühlen wir uns angegriffen, sei es nur durch die Fülle an Anforderungen, die das Leben an uns stellt, oder durch handfeste Schwierigkeiten, denen wir begegnen. Es entsteht das Bedürfnis, dem etwas entgegenzusetzen, Stärke zu zeigen und sich nicht unterkriegen zu lassen.

Den Unwägbarkeiten des Lebens heldenhaft zu begegnen bedeutet, sich ihnen zu stellen. Nicht auszuweichen. Nichts verdrängen, nichts beschönigen, sondern die Dinge, die sich nicht ändern lassen, so zu akzeptieren, wie sie sind. Achtsam und gelassen hinzunehmen, was das Leben bietet und fordert, ist wahres Heldentum. Wenn man genau hinschaut, trifft man überall im Alltag Helden.

Die Seele hat die Farbe deiner Gedanken.

Mark Aurel (121–180)

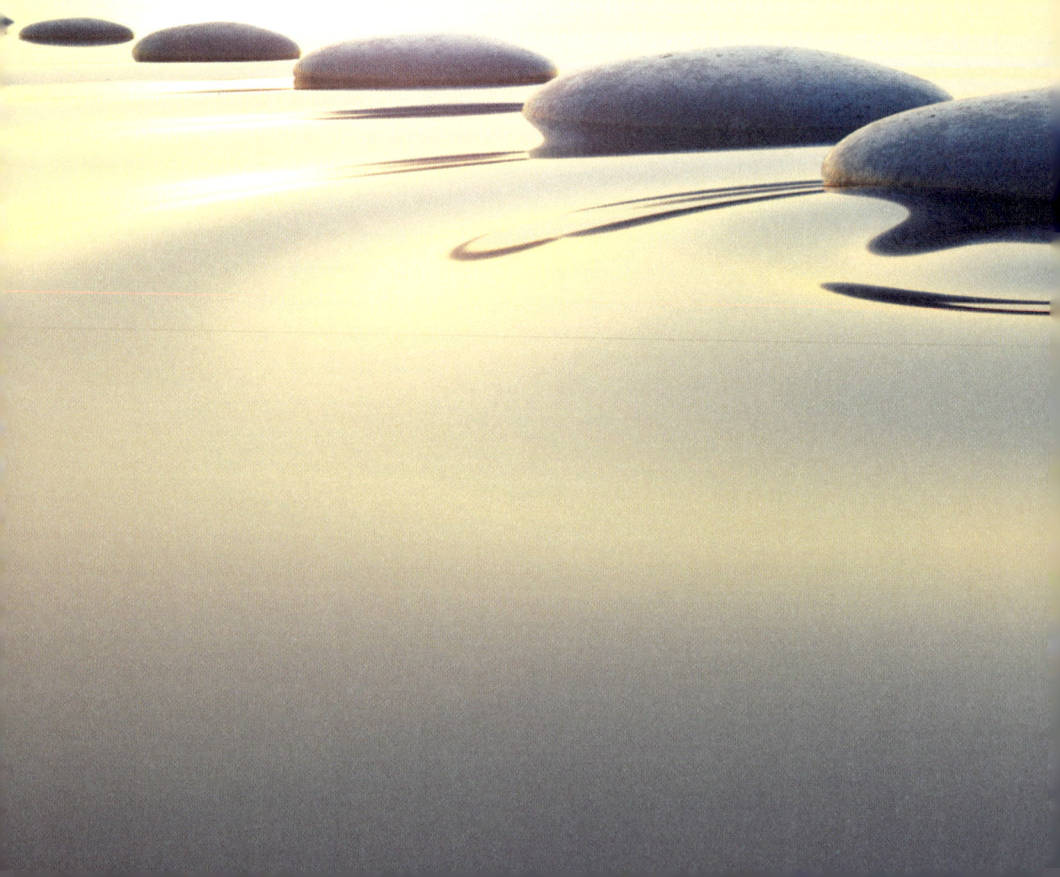

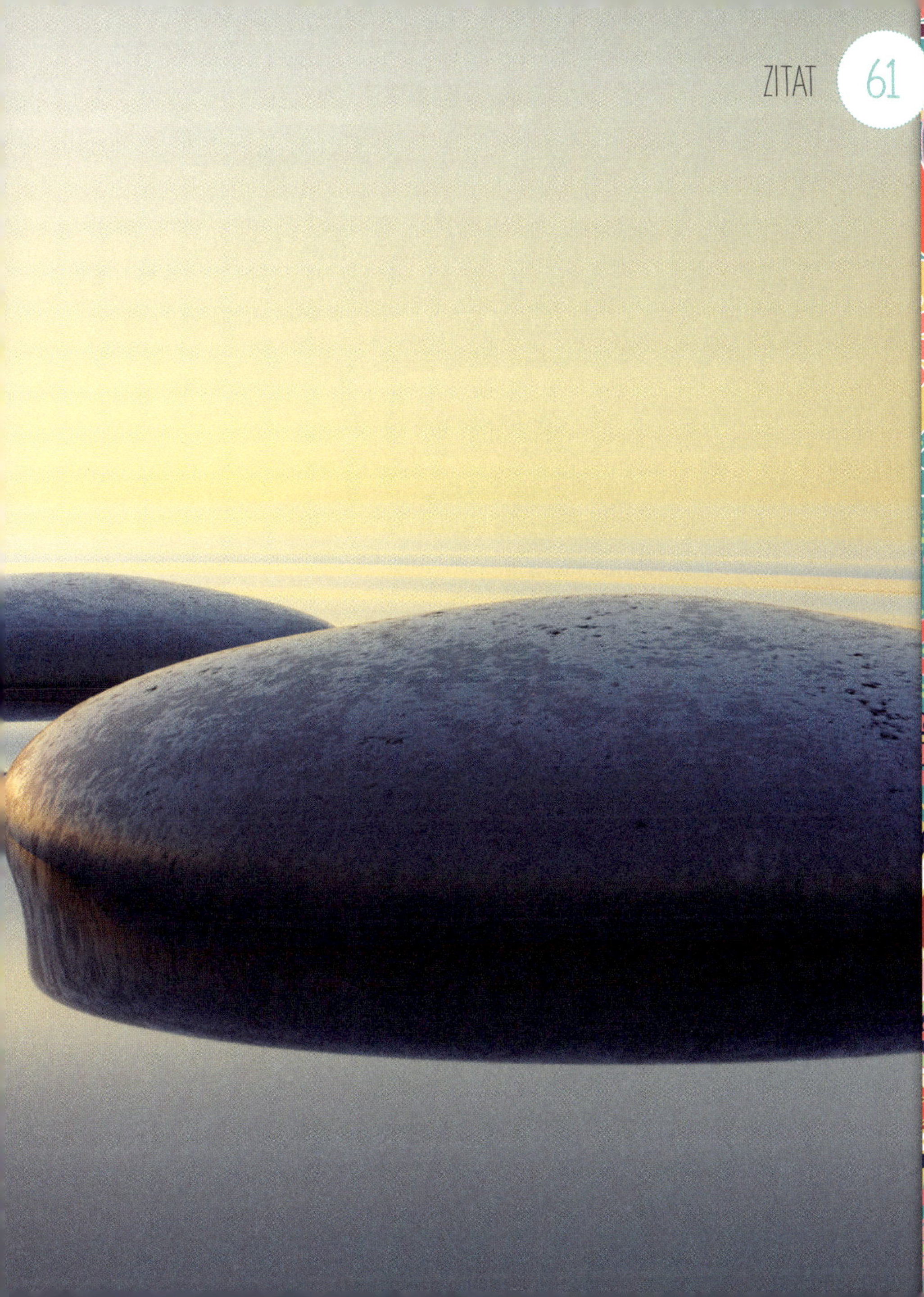

DREIECK

Das Dreieck wird aus Rumpf, Armen und Beinen gebildet und stellt damit ein Symbol für Einigkeit dar. Es stärkt die Beinmuskulatur und verhilft zu mehr Standfestigkeit. Es ist insbesondere deshalb auch wirkungsvoll für die Atmung, weil die seitliche Muskulatur gedehnt und das Zwerchfell aktiviert werden.

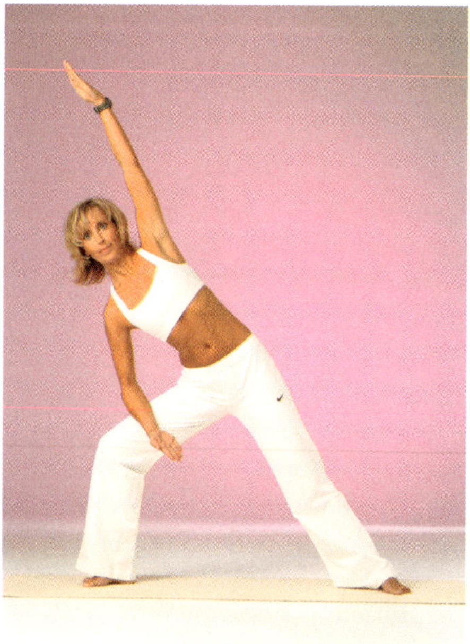

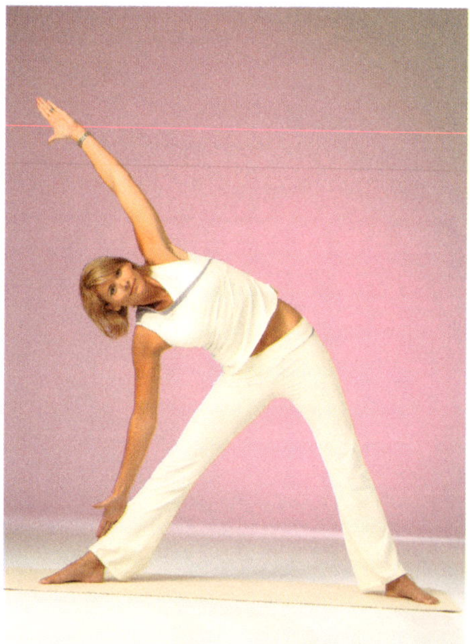

SO GEHT ES:

- Sie stehen aufrecht mit weit gegrätschten Beinen. Die Füße stehen dabei parallel. Drehen Sie den rechten Fuß nun nach außen und beugen Sie das rechte Bein.
- Nachdem Sie tief eingeatmet haben, beugen Sie ausatmend Ihren Oberkörper nach rechts. Der linke, gestreckte Arm zeigt dabei nach oben. Der rechte Unterarm wird auf dem rechten Oberschenkel abgelegt (Bild links).
- Bleiben Sie in dieser Position und schauen Sie zur linken Hand hinauf. Einatmend kehren Sie langsam in die Ausgangsposition zurück.
- Dann wiederholen Sie die Übung zur anderen Seite.
- Beim nächsten Mal senken Sie ausatmend den Oberkörper weiter als zuvor zur rechten Seite und führen die rechte Hand am Bein entlang Richtung Boden.
- Entweder stützen Sie sich an der Wade oder am Sprunggelenk ab (Bild rechts) oder Sie gelangen sogar bis zum Boden, wo Sie die Hand absetzen. Auch hier richtet sich der Blick zur Hand über dem Kopf.
- Einatmend kehren Sie langsam in die Ausgangsposition zurück.
- Danach wiederholen Sie die Übung auf der linken Seite.

WIE OFT?

Machen Sie die Übung drei Mal auf jeder Seite. Üben Sie die Seiten im Wechsel.

WORAUF MUSS ICH ACHTEN?

Das Dreieck ist auch eine Balance-Übung, was sich insbesondere bemerkbar macht, wenn Sie den Blick nach oben richten. Wenn Sie Schwierigkeiten mit dem Gleichgewichtssinn haben, achten Sie darauf, dass Sie auf einer weichen Unterlage üben.

WAAGE

Eine wirksame Übung für den Gleichgewichtssinn und zur Kräftigung des ganzen Körpers ist die Waage. Bein, Gesäß, aber auch Bauch und Armmuskeln sind daran beteiligt. Wer diese Balance-Übung regelmäßig macht, dem verhilft sie auch zu wachsender Entspannung.

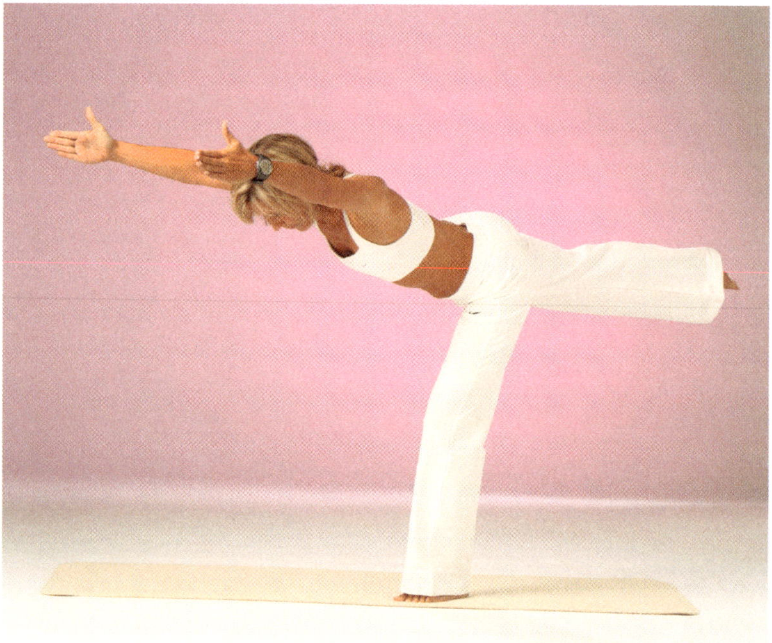

SO GEHT ES:

- Zunächst stehen Sie aufrecht und atmen ruhig. Spüren Sie bis in die Füße hinab, die im Boden verwurzelt sind. Dann verlagern Sie Ihr Gewicht auf das linke Bein. Einatmend strecken Sie das rechte Bein leicht nach hinten. Dabei stützen Sie sich mit den Zehenspitzen ab.
- Strecken Sie die Arme nach oben über den Kopf. Atmend Sie aus.
- Nun verlagern Sie das Gewicht des Oberkörpers einatmend langsam nach vorn. Das rechte Bein hebt ab und wird nach hinten gestreckt.
- Vielleicht erreichen Sie die waagerechte Position. Vielleicht bleiben Sie auch in der Schräge. Atmen Sie einfach ruhig weiter.
- Schließlich senken Sie das Bein ausatmend wieder ab.

WIE OFT?

Diese Übung können Sie beliebig oft wiederholen. Üben Sie jedes Bein mindestens zwei Mal, da der Übungseffekt dann schon eingetreten ist und Sie feststellen werden, dass die Waage Ihnen bereits leichter fällt.

WORAUF MUSS ICH ACHTEN?

Senken Sie den Oberkörper nur so weit, wie Sie sich sicher fühlen. Überfordern Sie sich nicht. Wichtig ist, dass der Rücken gerade bleibt. Sie können anfangs auch einen Stuhl zu Hilfe nehmen, auf dem Sie sich abstützen.

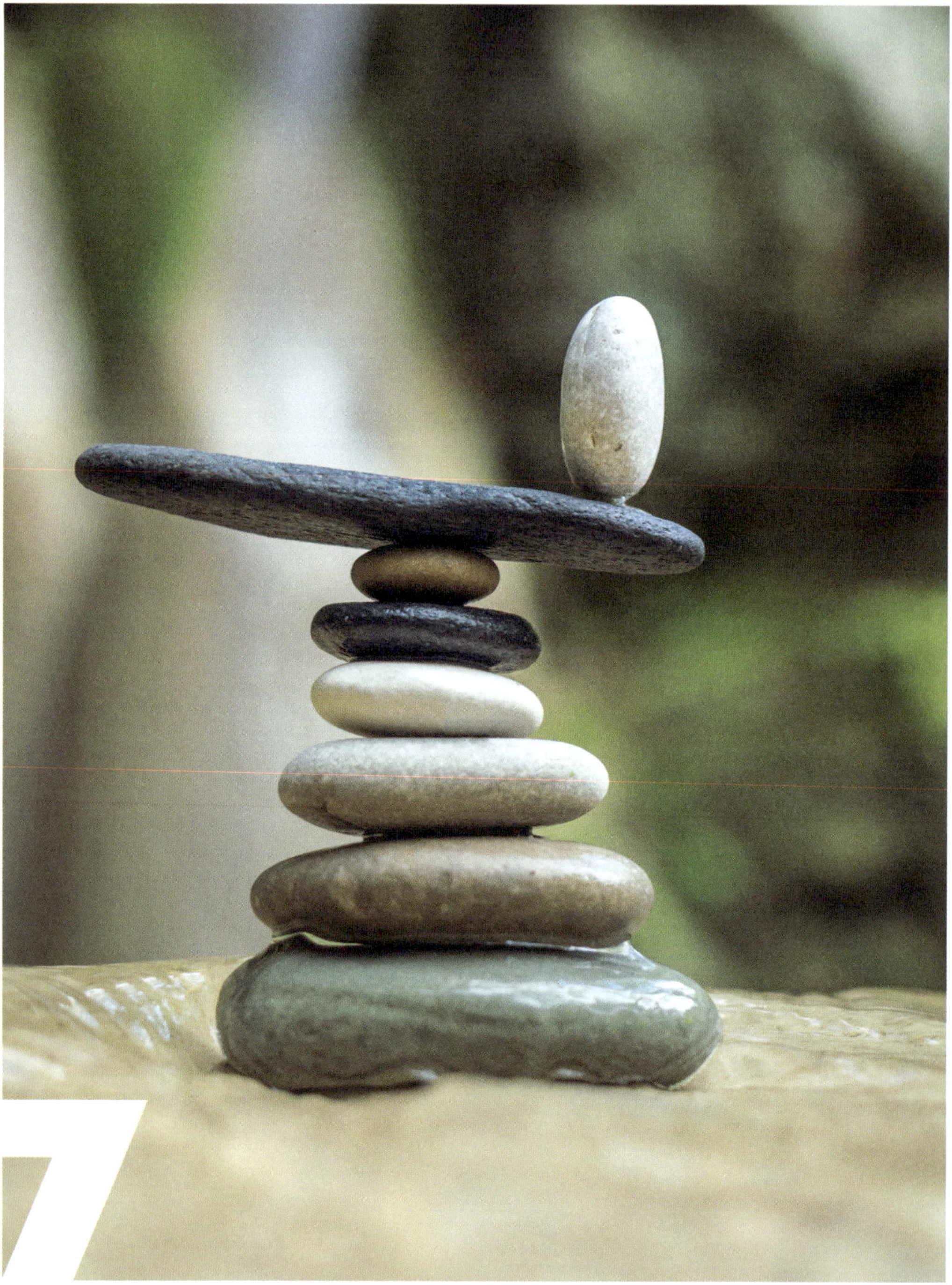

7

DIE BALANCE HALTEN

Die Waage ist eine anstrengende Übung, das wird Ihnen schon aufgefallen sein. Den kompletten Körper durchzustrecken, während der Schwerpunkt auf einem Bein ruht, das fordert alle Kraft und Konzentration.

Gerade in der heutigen Zeit ist es oft schwer, die Balance zu halten zwischen den Pflichten und Notwendigkeiten, denen wir uns scheinbar fügen müssen, und unserem Bedürfnis nach Freiheit und Lebensfreude. Es ist eine Kunst, den Schwerpunkt zu finden und dabei keine Seite zu vernachlässigen. Oft geraten wir so in den Strudel der Erledigungen, dass wir nicht mehr recht zur Ruhe kommen. Oder wir geben der Erschöpfung nach und haben das Gefühl, kaum mehr Freude und Lebensenergie zu empfinden.

Vielleicht spüren Sie diesem Gefühl einmal nach und nehmen sich vor, die Balance auch im Gewühle des Alltags zu finden und öfter einmal innezuhalten. Das Schöne an der Waage ist, dass sie zunehmend leichter fällt, je öfter man sie übt. Genauso verhält es sich mit der inneren Balance: Je öfter wir sie uns in Erinnerung rufen und sie üben, desto leichter fällt sie.

KATZE

Eine Übung zum Genießen! Sie mobilisiert die gesamte Wirbelsäule von den Lenden bis zum Nacken und verbessert die Durchblutung. Auch lockert sie die Muskulatur zwischen den Schulterblättern, die oft verspannt ist. Räkeln Sie sich in die Übung hinein.

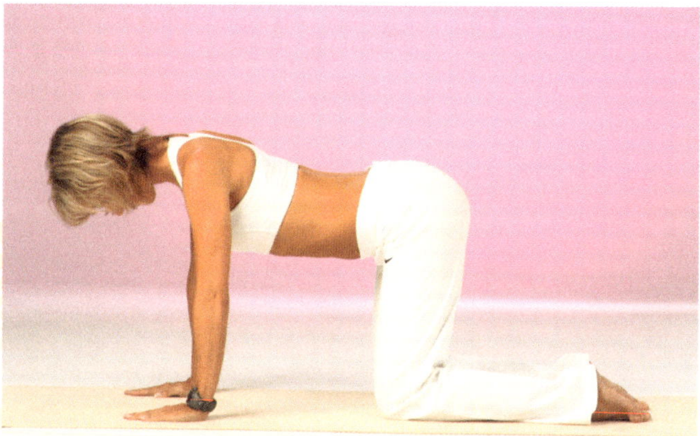

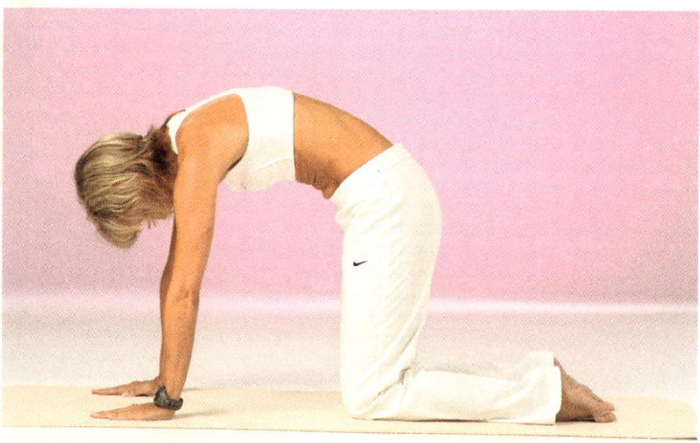

SO GEHT ES:

- Sie befinden sich im Vierfüßerstand: Die Hände sind unterhalb der Schultern und die Knie unterhalb der Hüftgelenke auf dem Boden aufgestützt.
- Atmen Sie einige tiefe Atemzüge lang ein und aus.
- Dann richten Sie Ihren Blick nach unten. Der Kopf ist die Verlängerung der Wirbelsäule mit dem Scheitelpunkt voran. Einatmend senken Sie die Wirbelsäule, heben den Kopf und gehen in ein leichtes Hohlkreuz.
- Ausatmend wölben Sie die Wirbelsäule nach oben. Der Kopf hängt nun locker nach unten.
- Auf diese Weise dehnen und wölben Sie die Wirbelsäule abwechselnd, heben den Kopf und lassen ihn hängen. Folgen Sie dabei Ihrem Atemrhythmus.

WIE OFT?

Nutzen Sie die gesamte Zeit für so viele „Katzenbuckel", wie Sie möchten.

WORAUF MUSS ICH ACHTEN?

Bei Bandscheibenproblemen sollten Sie mit dieser Übung vorsichtig sein. Führen Sie die Übung ganz langsam durch. Bei Schmerzempfinden oder Unwohlsein brechen Sie die Übung sofort ab.

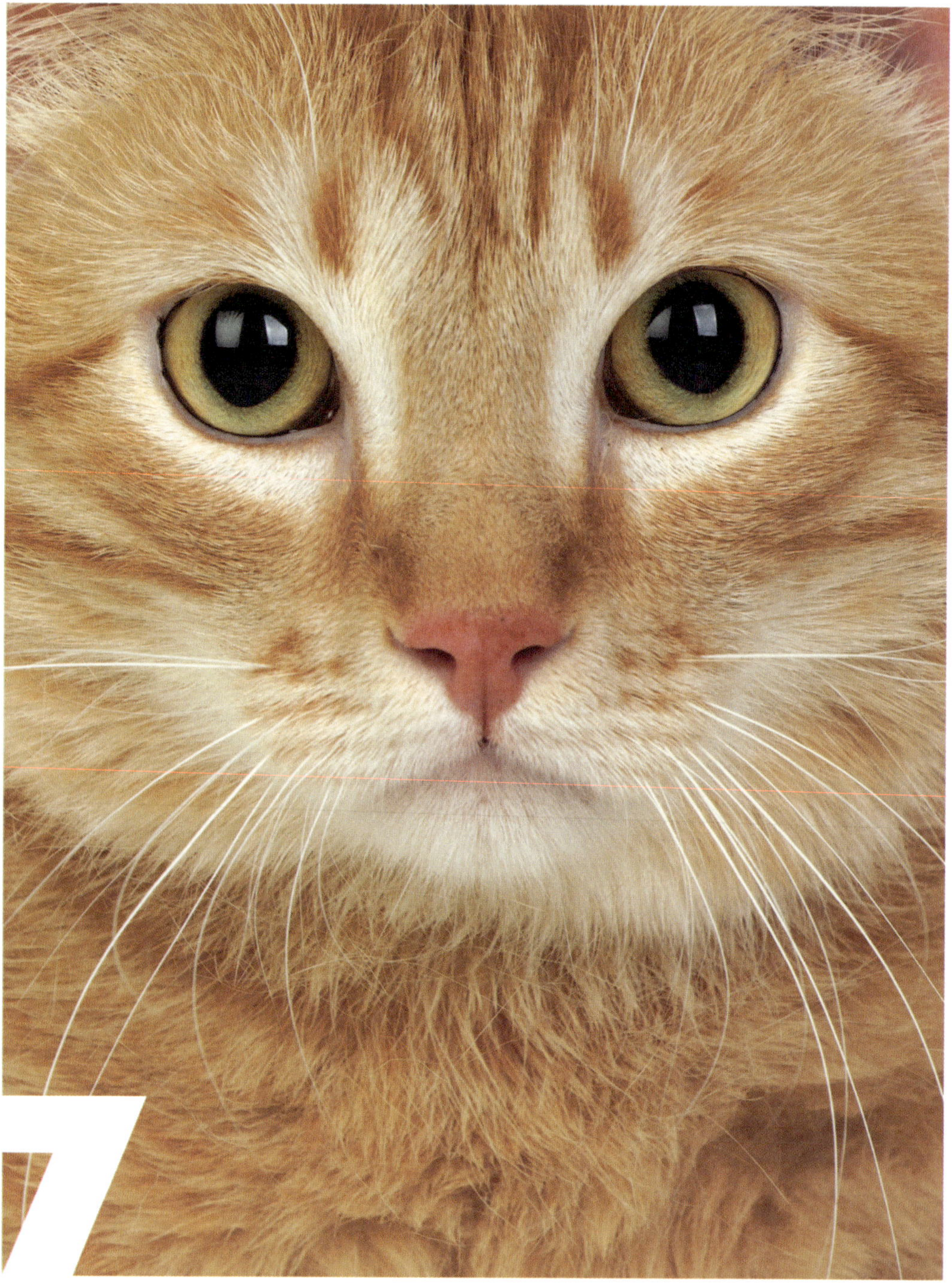

7

KATZE SEIN

Haben Sie einmal eine Katze beobachtet? Auffallend an Katzen ist, dass sie scheinbar unendlich viel Zeit haben für das Nichtstun. Sie liegen und räkeln sich, schlafen, blinzeln und beobachten. Wenn es aber notwendig wird, sind sie ganz schnell auf dem Sprung. Katzen sind Meister im Wechsel zwischen Anspannung und Entspannung. Und Experten in Sachen Achtsamkeit, wahrscheinlich ohne dass sie davon wissen.

Nehmen Sie sich daher eine Katze zum Vorbild. Wenn sich ein Moment zum Ruhen ergibt, räkeln und strecken Sie sich wohlig und lassen sich nieder. Betrachten Ihre Umgebung, blinzeln Sie ein bisschen und schauen Sie sich gemütlich um.

Gönnen Sie sich ruhig einmal einen „Katzentag", an dem Sie nichts anderes tun als Nichtstun. Begeben Sie sich in eine neue Ruheposition, wenn eine Ausruhphase beendet ist. Drehen Sie sprichwörtlich eine Runde ums Haus, um zu schauen, ob alle Mäuse noch in ihren Löchern sitzen und schleichen Sie zurück auf Ihr Plätzchen, um es sich noch eine Weile gemütlich zu machen.

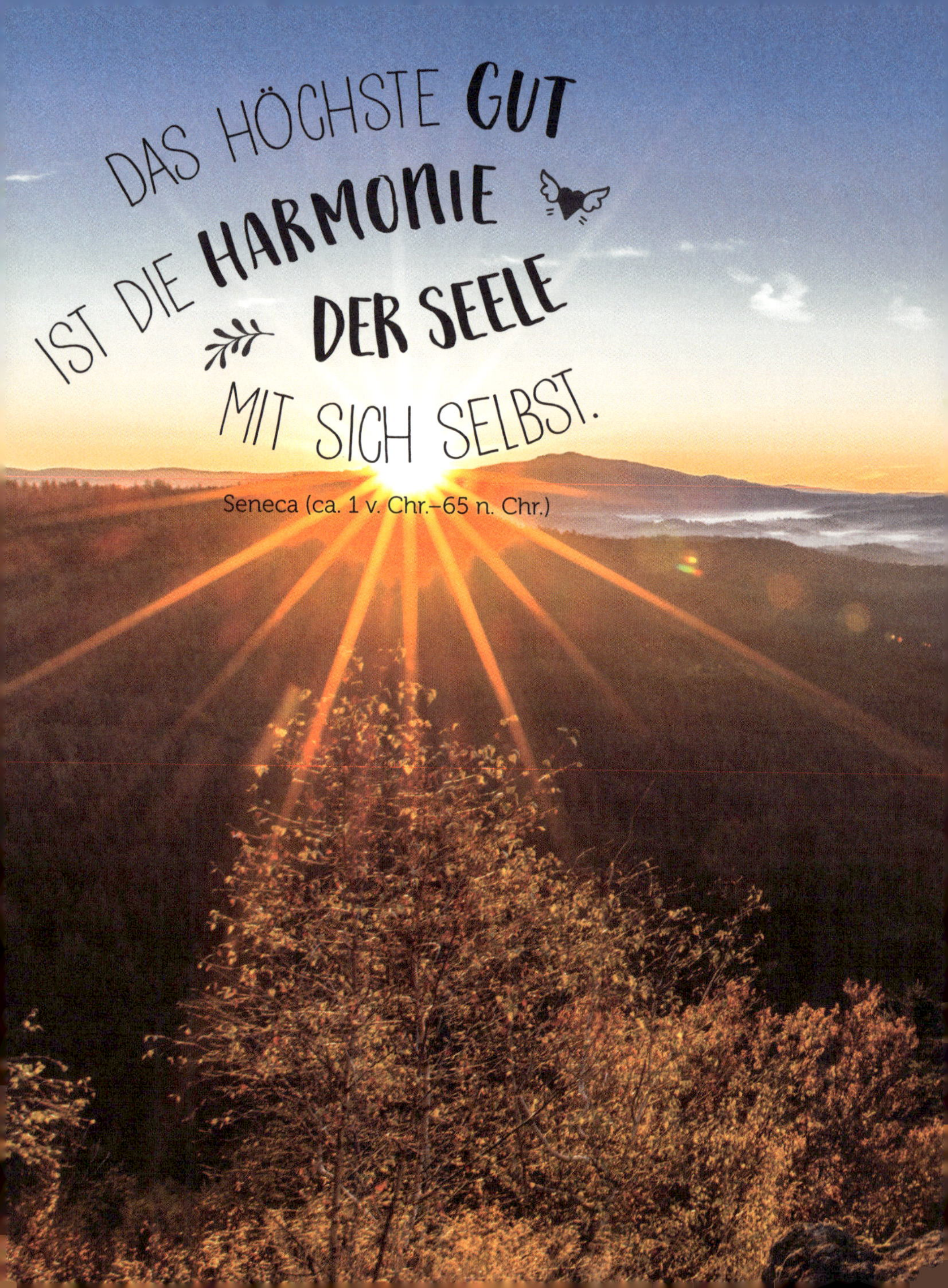
DAS HÖCHSTE GUT
IST DIE HARMONIE
DER SEELE
MIT SICH SELBST.
Seneca (ca. 1 v. Chr.–65 n. Chr.)

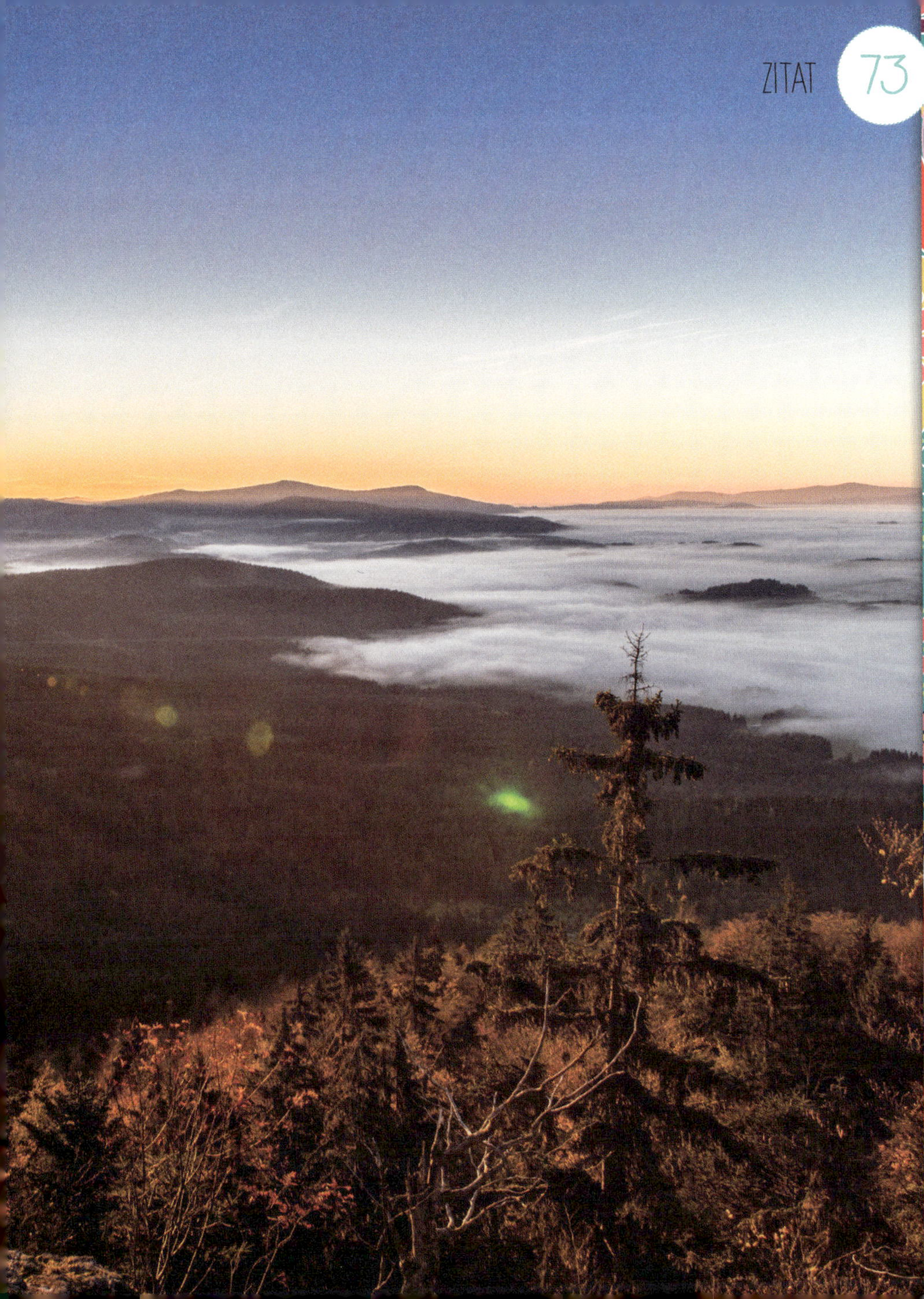

TIGER

Eine weitere einfache und zugleich sehr wirkungsvolle Übung ist der Tiger, die wahrscheinlich so heißt, weil der Tiger eine besonders athletische Großkatze ist. Die Übung festigt die Gesäß- und Oberschenkelmuskulatur und hält die Wirbelsäule beweglich – ein idealer Ausgleich vor allem für Büromenschen, die sehr viel sitzen!

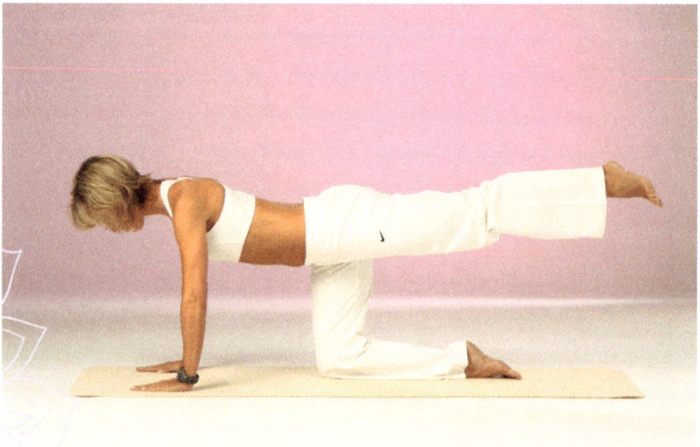

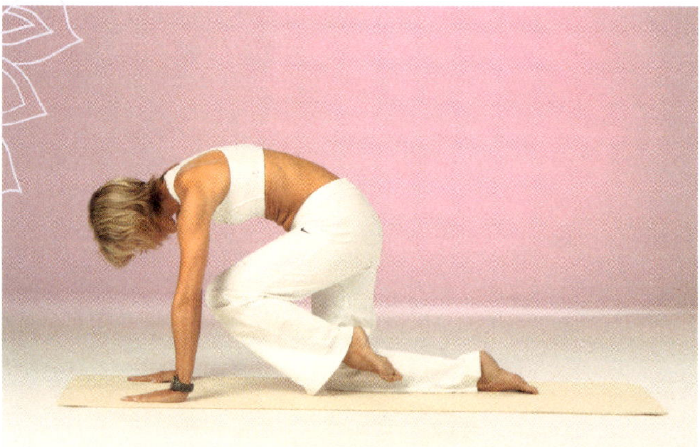

SO GEHT ES:

- Sie stehen zu Beginn im Vierfüßerstand wie bei der Katze.
- Einatmend strecken Sie die Wirbelsäule durch. Das linke Bein streckt sich nach hinten durch.
- Ausatmend ziehen Sie das linke Knie in Richtung Kinn. Den Rücken machen Sie dabei ganz rund.
- Atmen Sie jetzt wieder ein und strecken Sie dabei Ihre Wirbelsäule und Ihr linkes Bein. Den Kopf halten Sie gerade in der Verlängerung der Wirbelsäule.
- In dieser Position halten Sie den Atem einen Moment.
- Ausatmend kehren Sie in die gerundete Stellung zurück.
- Diese Übung wiederholen Sie mehrmals ruhig in einer fließenden Bewegung.
- Dann wechseln Sie zum rechten Bein und machen die ganze Übung auf dieser Seite.

WIE OFT?

Wiederholen Sie den Wechsel zwischen gerundetem und gestrecktem Rücken pro Seite drei Mal.

WORAUF MUSS ICH ACHTEN?

Im Grunde ist der Tiger eine einfache und schonende Übung, wenn sie langsam und vorsichtig ausgeführt wird. Vorsicht ist wie immer bei Bandscheibenproblemen geboten.

HUND

Ein Klassiker unter den Yoga-Übungen ist der Hund. Die Haltung erinnert an einen Hund, der sich beim Aufstehen kräftig streckt. Die Übung dehnt Schultern und Brustmuskulatur und belebt das Gehirn und Nervensystem. Sie ist als Einstieg in den Tag hervorragend geeignet.

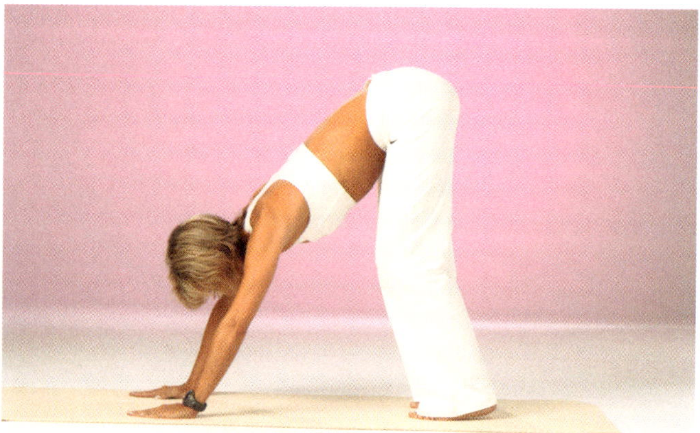

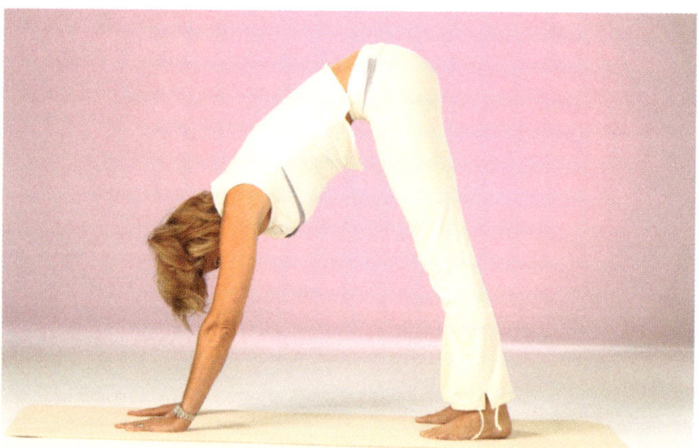

SO GEHT ES:

- Ausgangsposition ist der Vierfüßerstand wie bei der Katze.
- Ausatmend heben Sie die Knie vom Boden. Schieben Sie das Gesäß vorsichtig Richtung Decke.
- Versuchen Sie dabei, die Fersen am Boden zu halten bzw. sie Richtung Boden zu senken.
- Der Blick geht zu den Knien, die Brust schieben Sie sanft Richtung Oberschenkel.
- Die Finger sind gespreizt, es liegt ungefähr gleich viel Gewicht auf Händen und Füßen.
- Stellen Sie sich vor, dass das Gesäß von einer imaginären Kraft sanft nach oben gezogen wird.
- Bleiben Sie einige tiefe Atemzüge in der Haltung und kehren Sie zwischendurch in den Vierfüßlerstand zurück.

WIE OFT?

Wiederholen Sie die Übung drei Mal. Je länger Sie den Hund halten können, desto besser.

WORAUF MUSS ICH ACHTEN?

Richten Sie Ihre Aufmerksamkeit auf die Stelle zwischen den Schulterblättern und versuchen Sie den Rücken möglichst gerade zu halten. Anfänger neigen dazu, den Rücken zu wölben. Um das zu vermeiden, können Sie zu Beginn die Beine ganz leicht beugen. Dann fällt es auch leichter, die Fersen am Boden zu halten.

KOBRA

Bei der Kobra handelt es sich um eine recht dynamische Übung. Die Haltung erinnert an eine Schlange, die sich aufrichtet, um Feinde zu warnen und in die Flucht zu schlagen. Sie fördert die Beweglichkeit der unteren Wirbelsäule und ist eine gute Umkehrhaltung zum Hund. Auch die inneren Bauchorgane und die Lunge profitieren von dieser Übung.

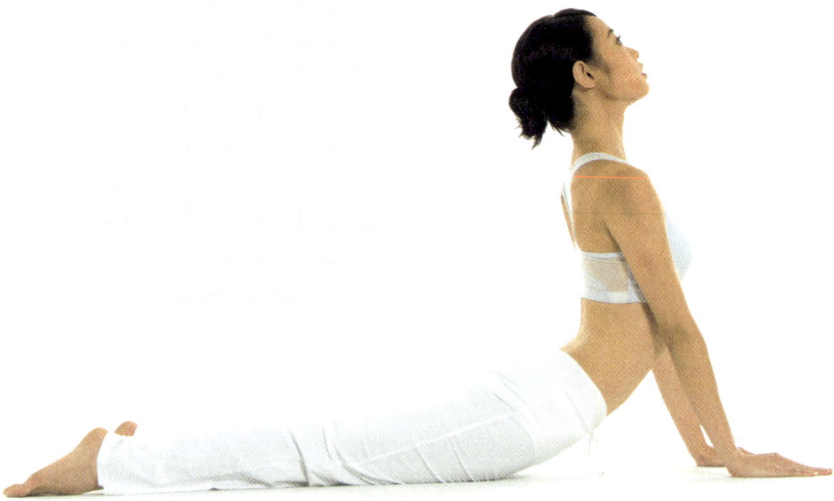

SO GEHT ES:

- Die Übung beginnt in Bauchlage auf einer Matte. Hände und Arme liegen dicht am Körper. Beine und Füße sind geschlossen.
- Stützen Sie das Kinn nun auf den Boden. Halten Sie die Augen geschlossen. Setzen Sie die Hände neben dem Brustkorb mit geschlossenen Fingen auf.
- Einatmend heben Sie den Kopf und legen ihn sanft in den Nacken. Achten Sie darauf, dass Sie die Schultern nicht zu den Ohren ziehen.
- Das Schambein bleibt während der Übung am Boden, den Oberkörper heben Sie an. Zu Beginn werden Sie den Oberkörper wahrscheinlich nicht besonders weit heben können.
- Bleiben Sie in dieser Position für ungefähr fünf Atemzüge.
- Ausatmend legen Sie den Oberkörper wieder Wirbel für Wirbel auf der Matte ab.

WIE OFT?

Wiederholen Sie die Übung drei Mal und beobachten Sie dabei, wie Sie sich mit zunehmend mehr Übung immer weiter aufrichten können.

WORAUF MUSS ICH ACHTEN?

Einschränkungen gibt es bei dieser Übung nicht, außer, dass Sie sich nicht überfordern sollten. Die Kobra bzw. Rückwärtsbeuge ist für Menschen die viel sitzen ungewohnt und sollte entsprechend langsam praktiziert werden. Bei Schmerzen sollten Sie die Übung auf keinen Fall fortsetzen. Überfordern Sie sich nicht und üben Sie mit Geduld!

SCHULTERSTAND

Der Schulterstand wirkt sich entlastend und entspannend auf Nacken, Schultern und auch die inneren Organe aus. Diese Haltung bringt die Verdauung in Schwung und sorgt für eine tiefere, bessere Atmung.

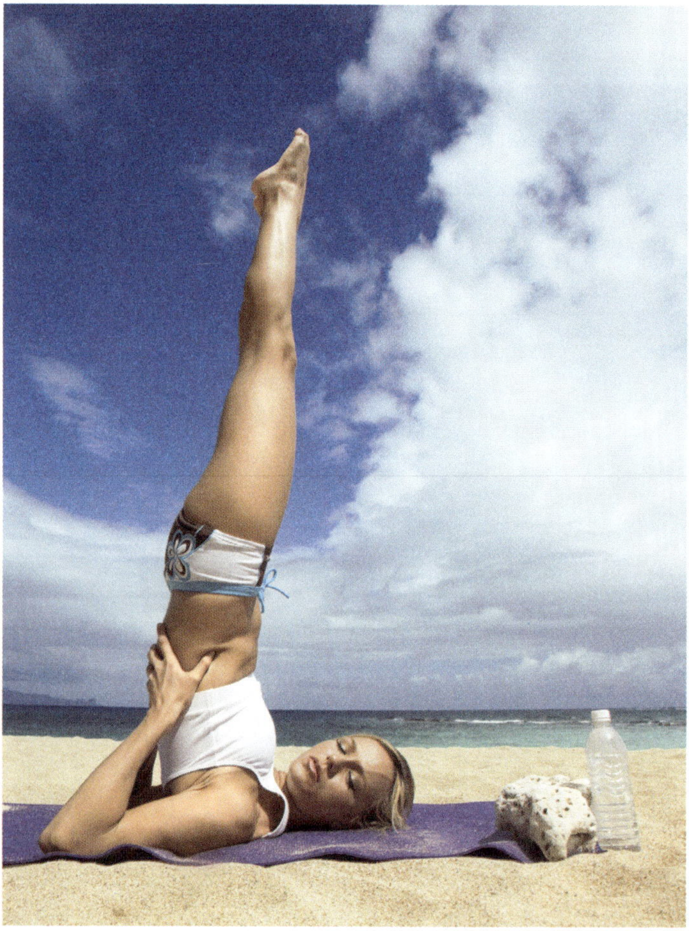

SO GEHT ES:

- Sie liegen flach mit gestreckten Beinen auf dem Rücken. Die Arme liegen entspannt ausgestreckt mit den Handflächen nach unten dicht neben dem Körper.
- Halten Sie die Beine gestreckt und ziehen Sie sie ausatmend zum Körper heran. Die Füße befinden sich nun über dem Kopf.
- In dieser Haltung legen Sie Ihre Hände rechts und links neben das Becken. Atmen Sie in dieser Position ein paar Mal tief ein und aus.
- Nun heben Sie ausatmend beide Beine und Gesäß. Auch der untere Rücken hebt mit ab. Strecken Sie sich, wenn möglich in einer geraden Linie, nach oben.
- Nun stützen sich die Hände am Rücken in Höhe gegen das Becken. So unterstützen Sie den Körper in dieser Stellung.
- Wenn Sie sich ganz hoch ziehen, presst das Kinn zum Schluss gegen das Brustbein.
- Wenn Sie die Haltung wieder auflösen möchten, legen Sie Beine, Gesäß und den unteren Rücken langsam wieder ab. Der Kopf bleibt dabei entspannt am Boden liegen, und Sie rollen einen Rückenwirbel nach dem anderen auf den Boden ab. Wenn das mit gestreckten Beinen nicht möglich ist, winkeln Sie die Beine beim Ablegen an.
- Spüren Sie der Übung einige Atemzüge in der Ruhelage nach.

WIE OFT?

Die Übung wird in der Regel einmal gemacht, danach spürt man der Wirkung im Liegen nach. Sie kann auch zwei bis drei Mal wiederholt werden. Achten Sie auf die Signale des Körpers, wann es genug ist.

WORAUF MUSS ICH ACHTEN?

Prüfen Sie im Liegen durch leichtes Nicken und Kopfschütteln immer wieder nach, ob der Nacken entspannt ist. Ansonsten hat die Übung keine positive Wirkung.

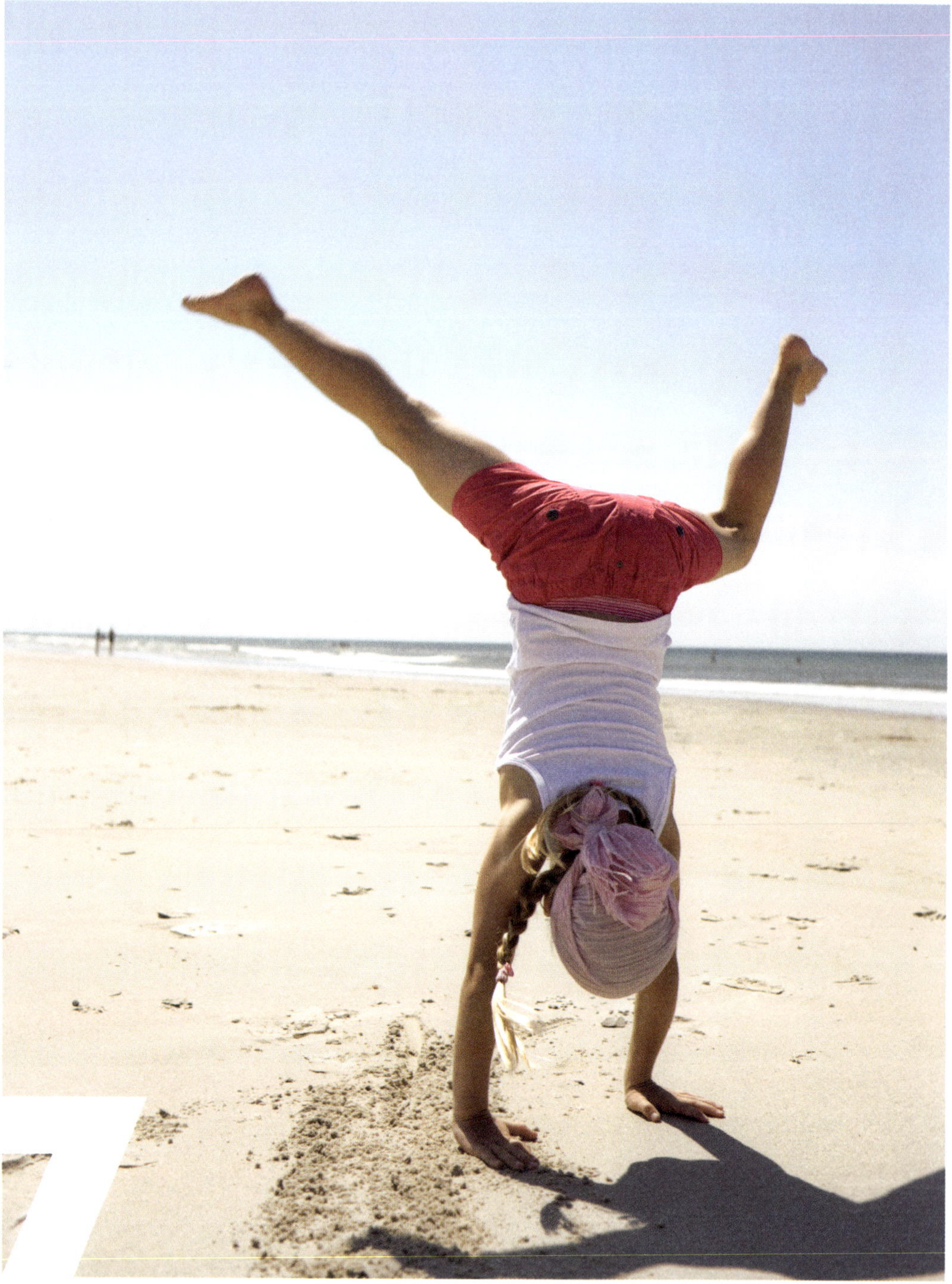

KOPFÜBER INS LEBEN

Erinnern Sie sich noch an die Kletterpartien auf dem Spielplatz in Kindertagen? Mit den Knien an einer Reckstange eingehängt nach unten zu schaukeln war zuerst eine Mutprobe – und später einfach nur Vergnügen, weil man sich dabei so frei fühlte und die Welt auf dem Kopf anschauen konnte.

Der Schulterstand als sogenannte Umkehrübung hat den gleichen Effekt. Es kostet Kraft und auch ein wenig Überwindung, Beine und Becken nach oben zu ziehen. Mit wachsender Übung wächst aber auch die Freude daran: Wirbel und die inneren Organe hängen eine Weile umgekehrt und dürfen sich lockern. Gleichzeitig liegt unser Kopf auf dem Boden, und wir schauen hinauf zu den Fußspitzen, die hoch über uns aufragen.

Versuchen Sie, die Übung mit in den Alltag zu nehmen. Bereit, die Dinge auch mal auf den Kopf zu stellen. Was fest aufeinandergestapelt zu sein scheint, lässt sich womöglich lockern und umschichten. Sich hin- und herbaumeln zu lassen und die Freiheit zu genießen, die dabei aufkommt. Wir haben nämlich viel mehr Möglichkeiten, als wir glauben …

PFLUG

Wem der Schulterstand liegt, der kann ihn noch durch die Pflug-Haltung ergänzen. Die Übung verstärkt die Dehnung der Nackenmuskulatur und kräftigt Nacken, Schultern und Bauch. Sie hält die gesamte Muskulatur geschmeidig und sorgt für eine verbesserte Durchblutung des Kopfes.

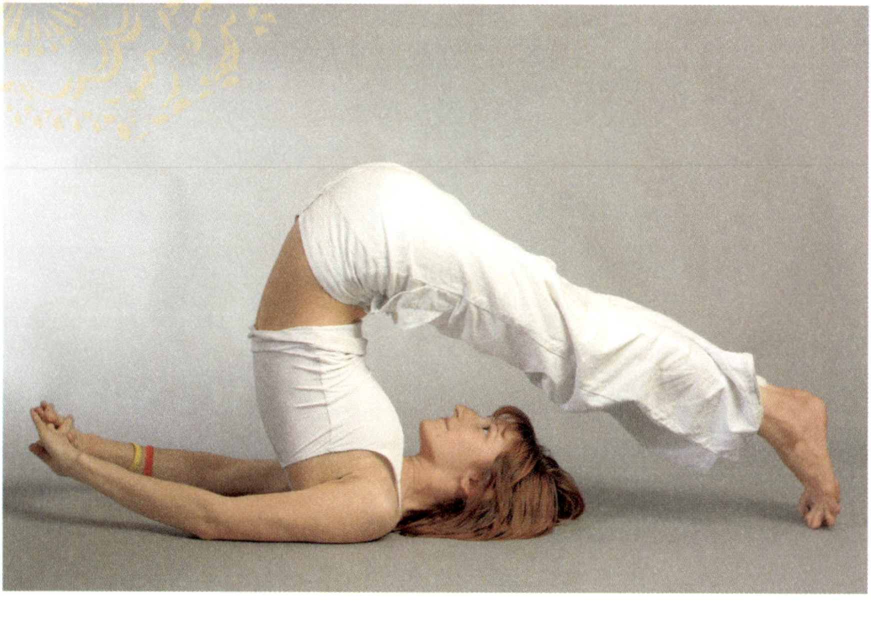

SO GEHT ES:

- Zu Beginn liegen Sie auf dem Rücken mit gestreckten Beinen auf einer Matte. Die Arme liegen mit den Handflächen nach unten entspannt neben dem Körper.
- Ausatmend heben Sie beide Beine und spannen dabei die Bauch- und Beinmuskulatur an.
- Mit den Händen stützen Sie sich am Boden ab. Atmen Sie ein. Dann heben Sie das Gesäß und den unteren Rücken an. Dabei atmen Sie aus.
- Die Beine bewegen sich langsam über den Kopf hinweg Richtung Boden. Dabei beugen Sie die Hüfte und halten die Beine gestreckt.
- Wenn die Zehenspitzen den Boden berühren, legen Sie die Fußrücken vorsichtig auf dem Boden ab. Ihr Gewicht ruht nun gleichmäßig auf Schultern und Hinterkopf. Atmen Sie dabei ruhig weiter.
- Die Hände strecken Sie Richtung Füße. So halten Sie die Stellung eine Weile.
- Schließlich heben Sie die Füße wieder vom Boden ab. Wirbel für Wirbel rollen Sie den Rücken ab, während Sie die Beine langsam in Richtung Boden senken.
- Der Kopf bleibt dabei die ganze Zeit auf dem Boden liegen, der Nacken entspannt.
- Wenn die Beine wieder ruhig am Boden liegen, spüren Sie der Übung eine Weile nach.

WIE OFT?

Machen Sie die Übung ein Mal und spüren Sie der Wirkung im Anschluss im Liegen nach. Wenn Sie sie täglich üben, werden Sie bald feststellen, dass sie Ihnen immer leichter fällt.

WORAUF MUSS ICH ACHTEN?

Wer Rückenprobleme hat oder an Bandscheibenvorfällen leidet, sollte diese Übung nicht ausführen.

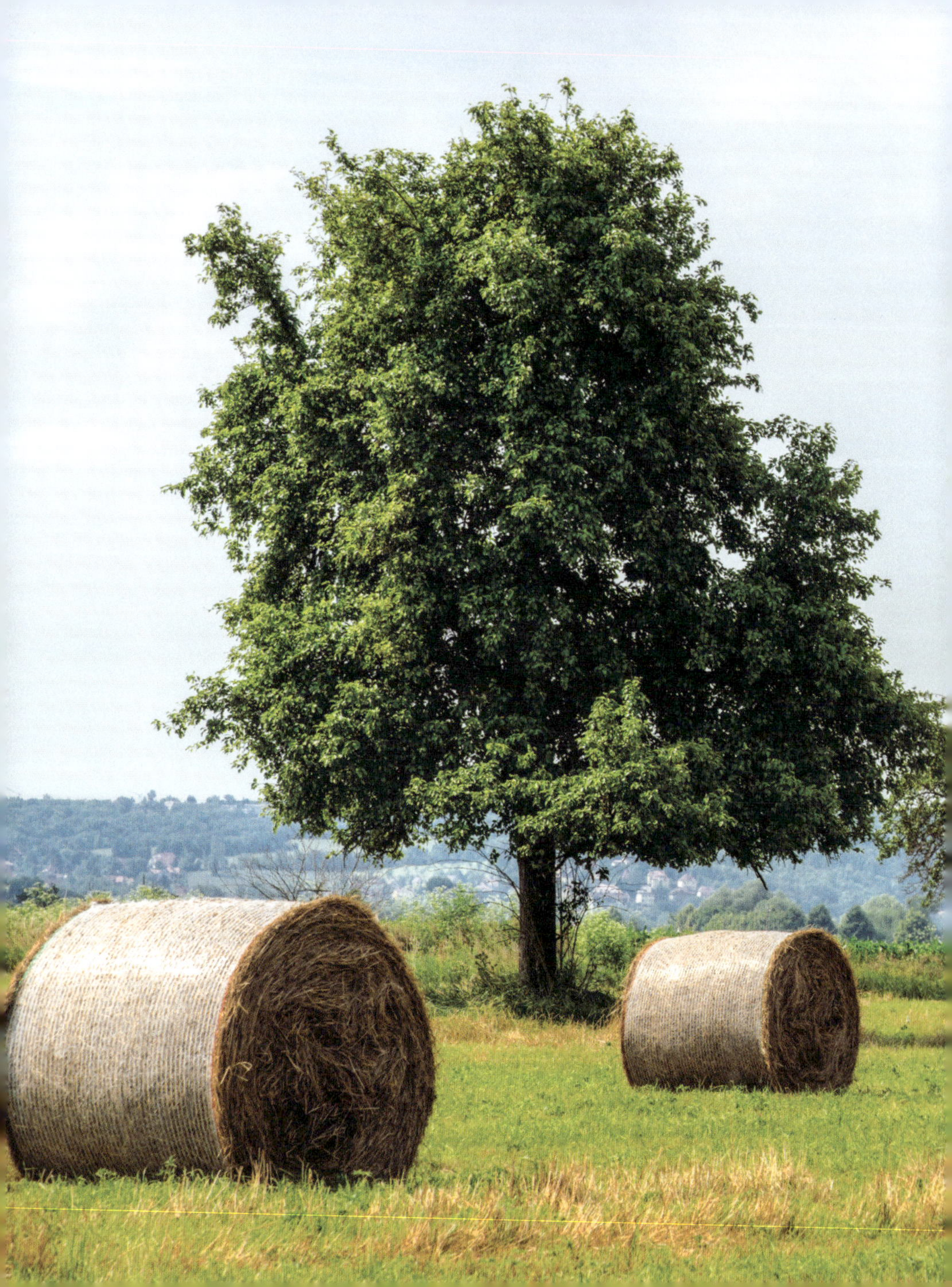

AUFGABEN MEISTERN

Der Pflug ist die einzige Körperstellung, die nach einem Werkzeug benannt ist. Die Fußspitzen sind dabei die imaginären Pflugscharen, die die Furchen durch fruchtbares Land ziehen. Mit dem Pflug wird der Acker gelockert, die Erde umgeschichtet und bereit gemacht für neues Saatgut. Am Ende entsteht neues Leben.

Die Haltung ist anspruchsvoll. Die Wirbelsäule wird stark gebeugt, und es ist schwer, die Beine ganz durchzustrecken. Die Übung verlangt Ihnen viel ab, aber dafür hat sie eine sehr befreiende Wirkung.

Auch dieses Bild lässt sich übertragen auf Alltagssituationen. Manches im Leben ist anstrengend und verlangt Disziplin oder Überwindung. Der Lohn dafür ist umso schöner: Die blinkende Wohnung, wenn man sich zum Großputz aufgerafft hat. Die Freude über den fertigen Pullover mit kompliziertem Lochmuster. Der Stolz darauf, ein schwieriges Buch doch bis zur letzten Seite durchgelesen zu haben. Der Dank eines Freundes für die Hilfe zu später Stunde. Es gibt unzählige Beispiele dafür, dass der Lohn für eine schwierige Aufgabe, die man gemeistert hat, besonders schön ist.

Darum sehen Sie sich ab und an einfach als Pflug, der seine Bahnen über den Acker zieht. Das kann anstrengend sein und schwierig werden, wenn Steine im Weg liegen. Im Ergebnis aber sorgen Sie dabei für Freude und Stolz bei sich und anderen.

KROKODIL

Ein weiterer Klassiker unter den Yoga-Übungen. Er wirkt Wunder bei Verspannungen des Rückens. Weil man dabei komplett am Boden liegt, ist die Ausführung einfach, und es lässt sich leicht dabei entspannen. Das Krokodil dehnt die Muskulatur der Halswirbelsäule und hält auch den unteren Rücken beweglich.

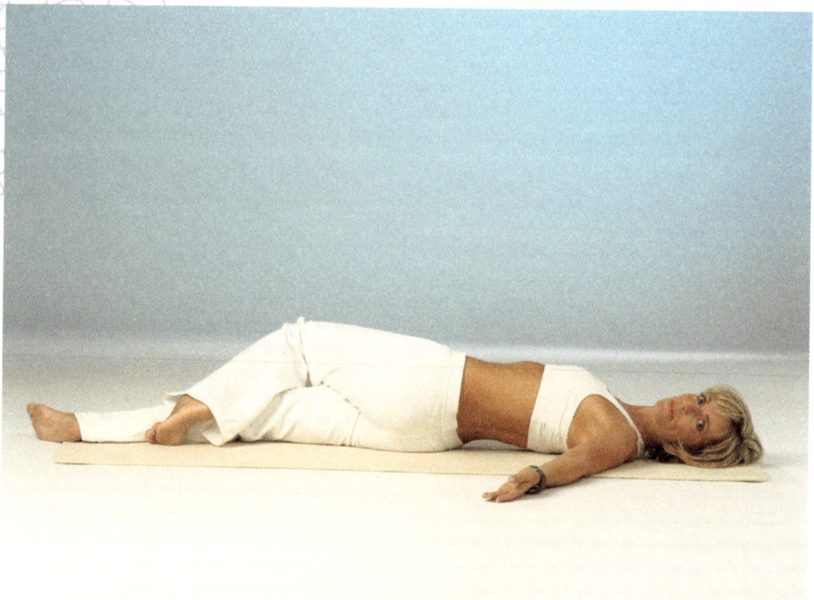

SO GEHT ES:

- Sie liegen auf dem Rücken, die Arme seitlich im rechten Winkel zum Körper abgelegt. Die Handflächen zeigen nach oben.
- Nun winkeln Sie das linke Bein an und lassen es langsam zur rechten Seite sinken.
- Den Kopf drehen Sie in die entgegengesetzte Richtung. Der Blick geht zur ausgestreckten Hand.
- Eine Gesäßhälfte hebt vom Boden ab und wird vorsichtig in Richtung des gebeugten Knies gedreht.
- Atmen Sie ruhig und tief weiter.
- Anschließend wird die Übung auf der anderen Seite wiederholt.

WIE OFT?

Machen Sie die Übung entweder auf jeder Seite ganz ausführlich ein Mal, oder wechseln Sie die Seiten öfter, sodass Sie auf jeder Seite sechs Mal üben.

WORAUF MUSS ICH ACHTEN?

Bandscheibengeschädigte sollten bei dieser Übung sehr vorsichtig sein und vorher einen Arzt zu Rate ziehen. Die Drehung ist zwar sanft, kann aber dennoch starke Wirkung zeigen.

FISCH

Diese Übung befreit Kopf und Brust. Sie verhilft zu freierem Atmen und Denken. Denn die Position entlastet und entspannt die Halswirbelsäule und weitet den Brustkorb. Das wirkt sich bei Asthma und Atembeschwerden wohltuend aus.

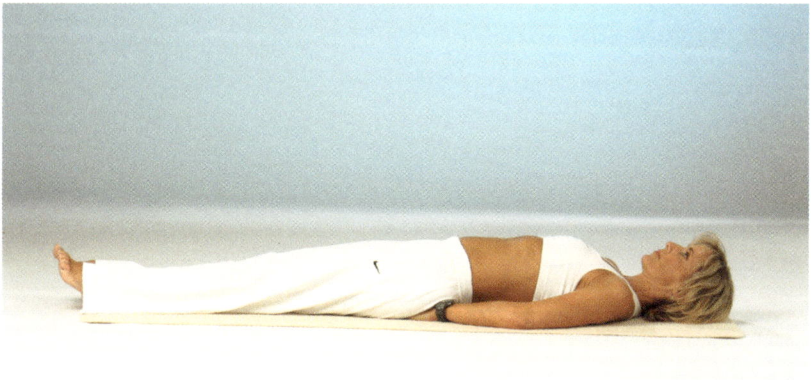

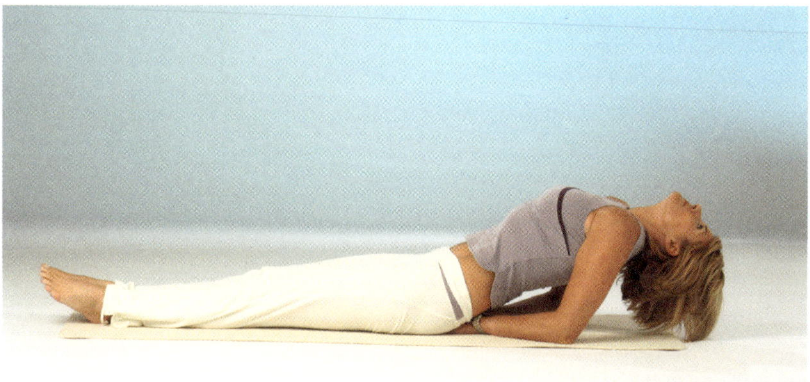

SO GEHT ES:

- Zunächst liegen Sie mit ausgestreckten Beinen auf dem Rücken und nehmen ein paar tiefe Atemzüge.
- Dann legen Sie Ihre Hände unter das Gesäß. Die Handflächen zeigen nach unten. Das Gesäß ruht mit vollem Gewicht auf den Handflächen.
- Einatmend heben Sie nun den Brustkorb so weit, dass die Arme frei werden und Sie sich auf die jetzt gebeugten Ellbogen stützen können. Der Kopf wird dabei ebenfalls angehoben.
- Ausatmend senken Sie den Kopf wieder vorsichtig nach hinten und setzen ihn sacht auf dem Hinterkopf ab.
- Verlagern Sie Ihr Gewicht jedoch auf Gesäß und Ellbogen. Der Kopf stützt bei dieser Übung nicht.
- Atmen Sie die ganze Zeit ruhig weiter.

WIE OFT?

Für diese Übung lassen Sie sich am besten viel Zeit. Vielleicht wiederholen Sie sie beim ersten Üben gar nicht und versuchen nur, sie eine ganze Weile zu halten. Später können Sie sich auf drei bis vier Wiederholungen steigern.

WORAUF MUSS ICH ACHTEN?

Wenn die Beweglichkeit Ihrer Halswirbelsäule eingeschränkt ist, sollten Sie vorsichtig sein und eventuell Rücksprache mit Ihrem Arzt halten.

SCHMETTERLING

Aus dieser Übung schöpfen Sie Energie und Lebenskraft. Das Becken wird geweitet und die Muskulatur im unteren Rücken und im Bereich der Lendenwirbelsäule wird gelockert. Außerdem wird eine Muskelgruppe gedehnt, die wir im Alltag oft nicht wahrnehmen, nämlich die Innenseite der Oberschenkel.

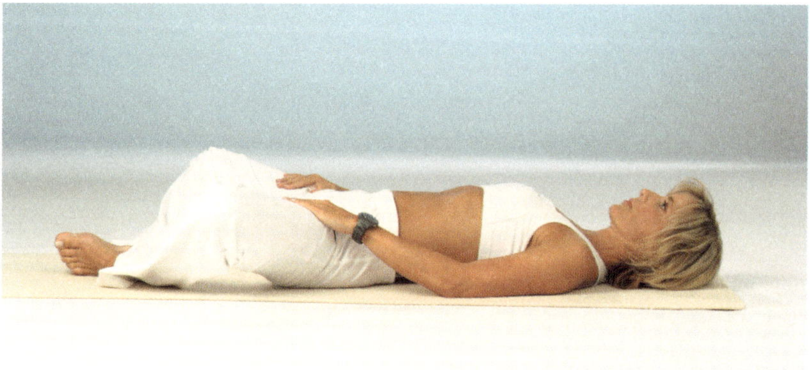

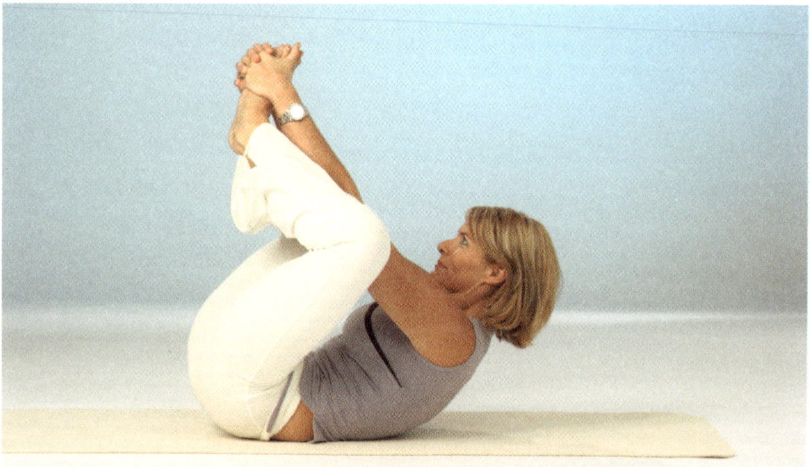

SO GEHT ES:

- Sie liegen mit angewinkelten Beinen entspannt am Boden auf dem Rücken.
- Dann kippen Sie die Knie nach außen und legen die Hände auf die Innenseite der Oberschenkel.
- Atmen Sie ganz ruhig und spüren Sie nach, wie die Knie langsam weiter zu Boden sinken.
- Üben Sie dabei keinen Druck aus. Überlassen Sie es Ihrem Körper, wie weit die Beine absinken können.
- Wenn Sie sich an die Haltung gewöhnt haben, umfassen Sie Ihre Sprunggelenke, lösen den Kopf vom Boden und runden so sanft Ihren Rücken, während die Knie weiter nach außen streben.

WIE OFT?

Halten Sie die Übung fünf bis zehn Atemzüge lang. Sie können sie beliebig oft wiederholen.

WORAUF MUSS ICH ACHTEN?

Die Lendenwirbelsäule sollte während der Übung immer flach auf dem Boden liegen. Vermeiden Sie es, ins Hohlkreuz zu gehen. Achten Sie auf Beschwerden im Lendenwirbelbereich und brechen Sie in dem Fall die Übung sofort ab.

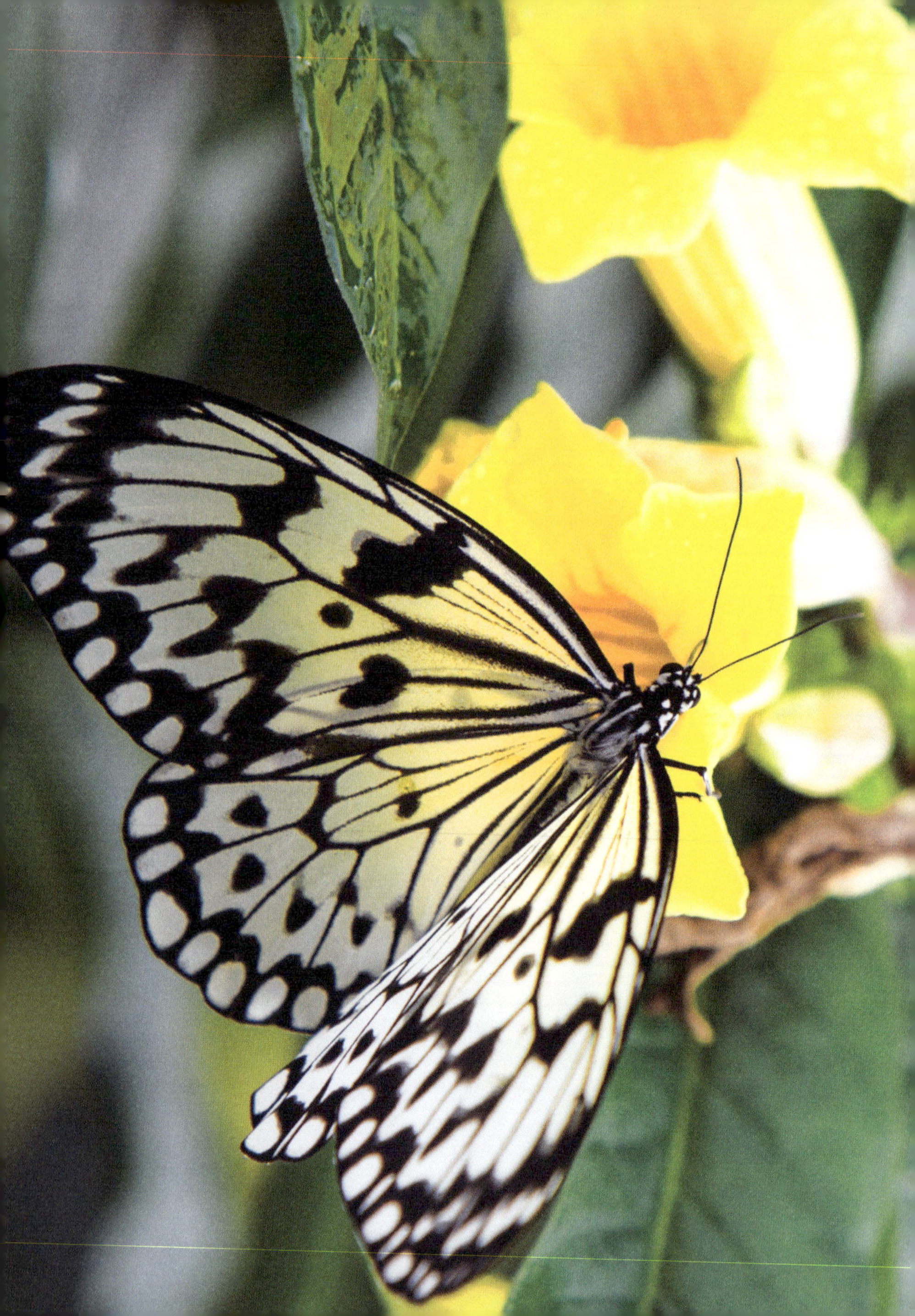

SICH BEFREIEN

Bei den beiden vorangegangenen Übungen werden Muskeln und Sehnen geweitet, die im Alltag wenig Beachtung und Beanspruchung erfahren, wenn wir nicht explizit daran denken: der Brustraum und die Innenseite der Oberschenkel.

Gerade als „Schreibtischtäter" neigen wir dazu, uns im Laufe des Lebens ein wenig zu sehr zu beugen und in dieser Beuge zu verharren. Vielleicht ist es der Druck, der auf den Schultern lastet oder nur Mangel an Bewegung. Jedenfalls braucht es ab und an eine Übung wie den Fisch oder den Schmetterling, die die Teile unseres Körpers fordert, die wir sonst vernachlässigen.

Die Befreiung ist direkt spürbar, das werden Sie bemerkt haben. Nehmen Sie das Gefühl mit ins tägliche Leben. Schauen Sie auf Dinge, die Sie schon lange nicht mehr bewegt haben. An denen schon lange keiner mehr gezweifelt hat, obwohl sie vielleicht nicht gerade guttun. Vielleicht breiten Sie einfach mal die Arme aus wie ein Schmetterling seine Flügel oder springen ins kalte Wasser und tummeln sich wie die Fische. Gönnen Sie sich Bewegung, Anderssein, Freisein!

Autorin: Inga Scheidt

Bildnachweis:

Fotos:

Mike Harter: S. 8, 12, 16, 18, 24, 26, 30, 34, 36, 38, 44, 47ff., 52, 56, 62, 64, 68, 74, 76, 88, 90, 92

Fotolia.com: © Africa Studio (S. 4), © Microgen (S. 7), © silver-john (S. 10), © hessbeck (S. 14), © kardd (S. 20), © bychykhin (S. 22/23), © ondrejprosicky (S. 28), © PORNCHAI (S. 32/33), © pedrosala (S. 40), © biskariot (S. 42/43), © lzf (S. 50), © keller (S. 54), © Heater (S. 58), © psdesign1 (S. 60/61), © Netfalls (S. 66), © Gelpi (S. 70), © fotosmoky (S. 72/73), © tunedin (S. 82), © foto-tech (S. 86), © MarieElise (S. 94)

Shutterstock: © Apollofoto (S. 78), © iofoto (S. 80), © alkaline (S. 84)

Illustrationen:

Fotolia.com: © sunny_lion (buntes Ziermuster), © aga7ta (S. 8, 18, 26, 31, 36, 63, 75, 91 Aquarell-Illustration), © Anna Kutukova (S. 12, 15, 19, 27, 34/35, 38/39, 46/47, 48, 51, 62, 65, 68/69, 77, 84, 93 Mandalas), © Freepik (S. 9, 16/17, 74 Mandalas), © KatyaKatya (S. 11, 22, 29, 41, 42, 45, 55, 61, 72, 81, 83 Schmuckillustrationen), © alexaz (S. 21 u., 25, 30, 53, 56/57, 71 u., 78, 88/89 Schmuckillustrationen), © qilli (S. 15 o., 21 o., 22, 32, 59, 61, 71 o., 72, 87, 95 Schmuckillustrationen)